图解健康知识丛书

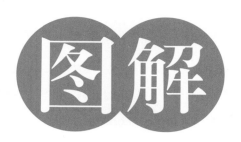

图解

《本草纲目》养生小常识

陈卫东◎编著

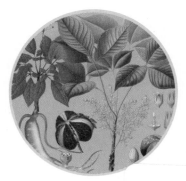

U0254912

四川科学技术出版社
·成都·

图书在版编目（CIP）数据

图解《本草纲目》养生小常识/陈卫东编著. -- 成都：四川科学技术出版社, 2024.4

（图解健康知识丛书）

ISBN 978-7-5727-1317-0

Ⅰ.①图… Ⅱ.①陈… Ⅲ.①《本草纲目》—养生(中医)—图解 Ⅳ.①R281.3-64②R212-64

中国国家版本馆CIP数据核字(2024)第068857号

图解《本草纲目》养生小常识
TUJIE BENCAOGANGMU YANGSHENG XIAO CHANGSHI

编　　著　陈卫东

出 品 人　程佳月
策划编辑　谢　伟
责任编辑　周美池
封面设计　宋双成
责任出版　欧晓春
出版发行　四川科学技术出版社

　　　　　成都市锦江区三色路238号　邮政编码 610023
　　　　　官方微博：http://weibo.com/sckjcbs
　　　　　官方微信公众号：sckjcbs
　　　　　传真：028-86361756

成品尺寸　170 mm × 240 mm
印　　张　13
字　　数　260千
印　　刷　三河市南阳印刷有限公司
版　　次　2024年4月第1版
印　　次　2024年10月第1次印刷
定　　价　52.00元

ISBN 978-7-5727-1317-0

邮　　购：成都市锦江区三色路238号新华之星A座25层　邮政编码：610023
电　　话：028-86361770

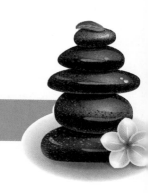

Preface 前言

　　中药是我国优秀民族文化中的瑰宝，它是指在中医理论指导下，用于预防、治疗疾病并具有康复与保健作用的物质。

　　纵观各种对中药防病治病理论的阐述，最全面的典籍便属《本草纲目》。这本书是由明朝伟大的医药学家李时珍所著，他以毕生精力，亲历实践，广收博采，对本草学进行了全面的整理总结。

　　笔者在深入研究《本草纲目》的基础上，结合多本药物学著作，编写了《图解〈本草纲目〉养生小常识》一书。本书分为中药常识知多少、从认识中药开始、常见疾病养生药膳、养生食疗四章。

　　第一章介绍了中药的四性五味、煎药要领、服药常识、如何鉴别中药等，让读者对中药知识有一定的了解。

　　第二章精心挑选了日常生活中常用的中药，介绍了这些中药的性味、主治等。

　　第三章介绍了常见疾病的养生药膳，便于读者运用以调理身体、改善不适症状。

　　第四章针对不同体质类型的人提供了不同的食补方案。

本书分类清晰，条理清楚，图文结合，便于读者查阅学习。希望读者通过此书，都能对中药有一个大致的了解，通过简易的药膳和养生食疗来达到保健和养生的目的，在追求健康的路上一直向前。

　　当然，由于每个人的体质有所不同，所处的环境也各不相同，因此，还应针对个人的实际情况，结合医生辨证论治，对症下药，这样才能达到真正预防和治疗疾病的目的。

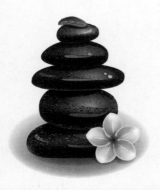

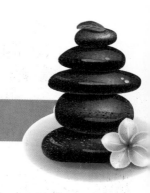

Contents 目录

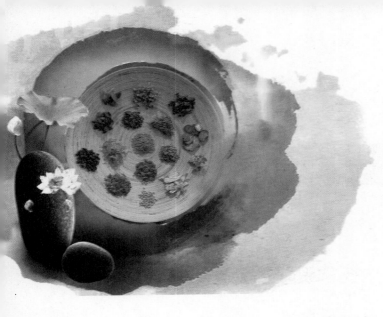

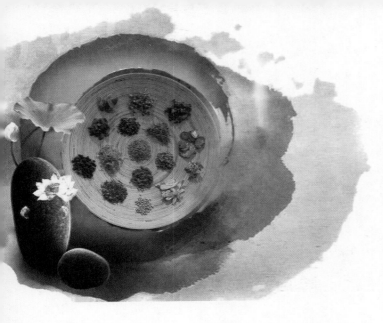

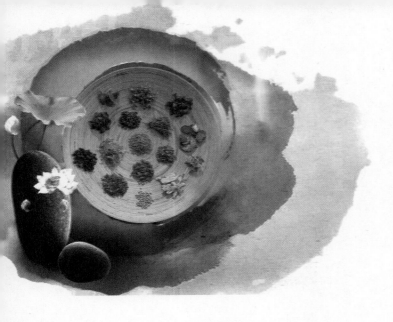

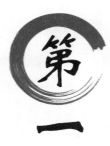

第一章

中药常识知多少

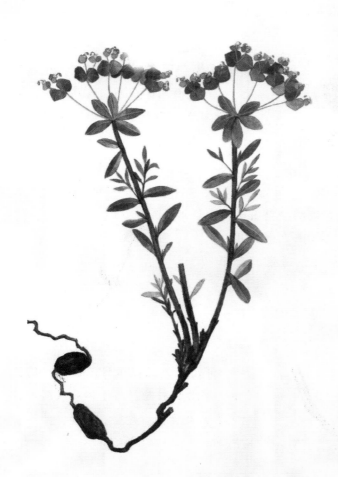

第一节 中药的四性

中药分四性，功效各不同

中药的药性分为寒、凉、温、热四种，即为中药的四性，也叫"四气"。

中医认为，中药是通过调节人体的寒热变化来纠正阴阳盛衰的，因此，性质不同的中药有各自不同的功效。

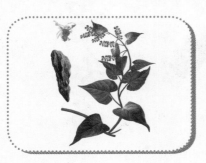

温热性中药：具有温里散寒、化湿行气、补阳等作用的中药，性属温热，主要用于寒证。如干姜、当归、何首乌、大枣、龙眼肉、鹿茸等。

寒凉性中药：性属寒凉的中药具有清热泻火、解毒凉血、养阴补阴等作用，主要用于热证。如桑叶、葛根、金银花、绿豆、栀子、板蓝根等。

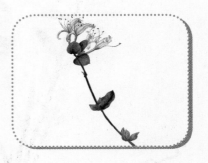

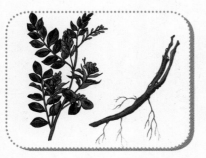

平性中药：其寒热偏性不明显，药性平和，多为滋补药，用于体质衰弱者。如党参、太子参、灵芝、蜂蜜、甘草、枸杞等。

热者寒之，寒者热之

中医上讲"热者寒之，寒者热之"。就是说寒凉药用来治阳盛热证，温热药用来治阴盛寒证。简洁地指出了不同药性的中药所适用的病证和体质。一旦用反，就会导致病情的进一步恶化。

●温馨提示

由于寒与凉、热与温之间具有程度上的差异，因而在用药时要注意。如当用热药而用温药、当用寒药而用凉药，则病重药轻也达不到治愈疾病的目的；反之，当用温药而用热药、当用凉药反用寒药也会给身体带来伤害。

另外，每种药同时具备性、味两种属性，两者密切联系，共存于一体之中，决定着药物不同的功能和主治。因此，必须把性和味结合起来正确配伍，才能使药效得到最好发挥。

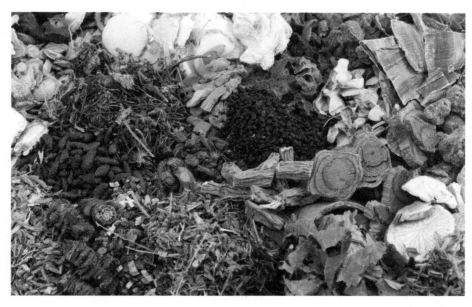

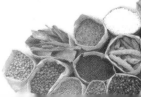

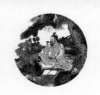
第二节　中药的五味

甘、酸、苦、咸、辛，五味有对症

中药的五味，是指其具有甘、酸、苦、咸、辛五种最基本的滋味。中药的五味有两种意义：一是指药物本身的滋味，是通过口尝而得来的感性认识；二是代表着药物的作用范围，是在临床实际经验之上，推导而来的药物作用的理性认识。

其实，药物的滋味不止五种，五味之外还有淡味、涩味。但中医一般将涩附于酸，淡附于甘，以合五行配属关系，所以习惯上还是分为五味。

甘味药

功效： 甘味药"能补、能和、能缓"，即具有补益、和中、缓急止痛等作用。

主治： 多用于治疗虚证、脾胃不和、拘急疼痛等。

代表中药： 一般来说，滋养补虚、调和药性及止痛的药物多为甘味药。如人参、甘草、党参补气，熟地黄、红枣补血。

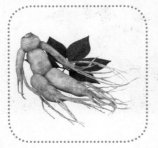 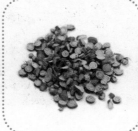 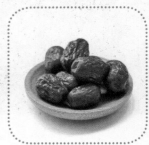

酸味药

功效： 酸味药"能收、能涩"，即有收敛、固涩的作用。另外，酸味药还有生津、开胃、消食的作用。

主治： 食积、燥渴、虚汗、尿频、泄泻、胃阴不足及出血等。

代表中药： 一般来说，固表止汗、敛肺止咳、涩肠止泻、固精缩尿、固崩止带的药物多为酸味药。如乌梅敛肺止咳，五味子固表止汗，山茱萸涩精止遗。

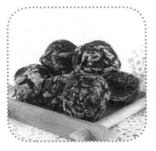 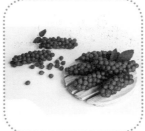 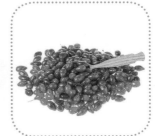

苦味药

功效： 苦味药"能泄、能燥、能坚"，即有降泻、燥湿和坚阴等作用。轻度的苦味还具有开胃作用。多数苦味药还具有解热、利胆、止血等作用。苦味药用量一般不宜过大，否则伤胃。

主治： 多用于治疗热证、火证、喘咳、呕恶、便秘、湿证、阴虚火旺等。

代表中药： 如黄芩、黄连、栀子清热泻火，苦杏仁、葶苈子降气平喘，半夏、陈皮降逆止呕。

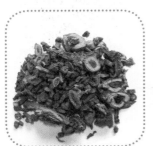 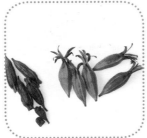 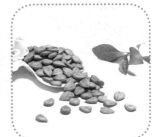

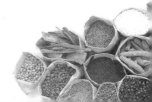

咸味药

功效： 咸味药"能下、能软"，即有泻下通便、软坚散结的作用。

主治： 多用于治疗痰核、瘰块、大便燥结等。

代表中药： 一般来说，泻下或润下通便及软化坚硬、消散结块的中药多具有咸味。如芒硝泻热通便，海藻、牡蛎消散瘿瘤。

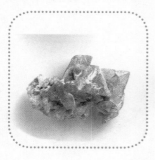
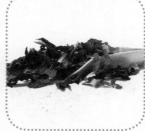
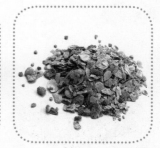

辛味药

功效： 辛味药"能散、能行"，即有发散、行气行血的作用。

主治： 多用于治疗外感表证、气血瘀滞等。

代表中药： 一般来说，解表药、行气药、活血药多具有辛味。如紫苏叶发散风寒，木香行气除胀，川芎活血化瘀。

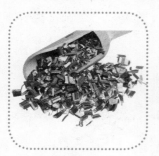
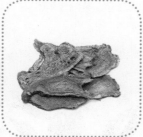
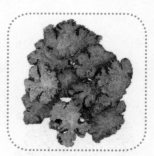

第三节　煎药要领

科学煎煮保药效

一般来说，每一服中药中都包含着数味到数十味中药，每一味药中又包含有许多种成分，在煎煮过程中，它们之间会发生一系列的化学反应。这些化学反应是一系列非常复杂的变化，若能准确把握这些变化，就能使一剂药充分发挥其治疗作用；若把握不了或对这些变化把握较差，就会影响到这剂药的治疗效果。因此，中药的煎法被历代医家所重视。

我国清代医家徐大椿在《医学源流论》中说：煎药之法，最宜深讲，药之效与不效，全在乎此。民间也有句俗语："十分药力五分煎，不会煎煮白花钱"，形象地说明了这个道理。

▶ 煎煮要选对器具

一般来说，用来煎药的器具应当选用紫砂器、陶器、搪瓷器皿等，不可使用铁器、铜器等金属器具，因为金属的化学性质不稳定，容易与药物中的一些成分发生反应，降低疗效，甚至产生具有毒性作用的化合物。

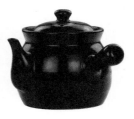

▶ 煎药用水有讲究

煎药用水十分讲究，前人认为水有轻重、动静、厚薄之说，因地而异、因时而异。前人常用流水、泉水、甘澜水、米泔水、酒水、麻沸汤等煎药。现在煎药用水以清洁为原则，自来水、深井水和蒸馏水都可以。

煎煮中药用水量要因药而异，加水过多，给服药带来不便；加水过少，不能保证煎药时间，影响药物中有效成分的析出，从而影响疗效。加水量以淹没全部中药为准，要能完全浸泡中药。

通常一剂药需煎两次，即头煎、二煎。一般头煎时药物干燥，吸水性较强，加水量以高出药面3厘米为宜；二煎加水至淹没药面为好；小儿用药煎药水量要相应少些。

张仲景说，以水10升煎煮成1升，是说加水的量是最后药液量的10倍。

加水量可参考下面的公式来计算：

头煎水量（毫升）＝药的总重量（克）×10

二煎水量（毫升）＝药的总重量（克）×6

▶ 控制煎煮时间

掌握好煎煮时间，可能得到较高质量的汤药。煎药时间的长短，一般与加水量的多少、火力的强弱、药物吸水能力以及治疗作用等因素有关。

中药汤剂一般要煎煮2～3次，治疗一般性疾病的中药以煎煮2次为宜。煎药时间一般要以药物治疗目的来确定。比如解表药（治疗感冒的药），头煎为10～20分钟，二煎为10～15分钟；一般药，头煎为20～25分钟，二煎为15～20分钟；滋补调理药，头煎为30～35分钟，二煎为20～25分钟。煎煮时间，均以煮沸时算起。

煎煮火力的强弱会影响汤剂的药效，火力过强，水分蒸发得快，药材成分不易充分浸出且容易焦化；火力太弱又不容易达到使药材成分浸出的目的。一般是未沸前用大火，沸后用小火。

● 温馨提示

在煎煮之前，大部分药物都可以先用冷水浸泡片刻，以便药物充分浸湿，使药物的有效成分充分溶解、析出。一般浸泡30～60分钟。有些药物要求即取即煎的，不需要浸泡，以医生的要求为准。

第四节 服药常识

正确服用增药效

服药量

一般每日1剂；病情严重的，如急性病、高热等，可以考虑每日服2剂；至于慢性病，也可1剂分2日服用，或隔1日服1剂。每剂药物一般煎2次，有些补药也可以煎3次。每次煎成药汁250～300毫升，将两次煎的药汁混合后分2～3次服用。

服药时间

一般每日服药2次，上午1次、下午1次，或下午1次、临睡前1次，在吃饭后2小时左右服用较好。但也有说法认为，病在上焦的适宜于饭后服，病在下焦的适宜于饭前服。至于驱虫药最好在清晨空腹时服用，治疗急性病则随时可服，不要拘泥时间。

服药温度

一般应该在药液温而不凉的时候饮服。但对于寒性病证则需要热服，对于热性病证则需要冷服；真热假寒的病证，用寒性药物而宜于温服，真寒假热的病证用温热药而宜于冷服。须根据病情灵活处理，遵医嘱服药。

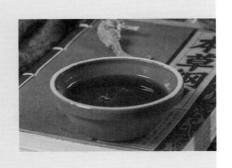

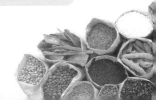

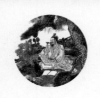
第五节　中药的鉴别

中药的鉴别

药材的真假、质量的好坏，会直接影响临床应用的效果和患者的生命安全，所以会鉴别中药有着十分重要的意义。

下面介绍几种简单的经验鉴别方法：

眼观

看表面。不同种类的药材由于用药部位的不同，其外形特征会有差异。如根类药材多为圆柱形或纺锤形，皮类药材多为卷筒状。

看颜色。可以通过对药材外表颜色的观察，分辨出药材的品种、产地和质量的好坏。比如，黄连色要黄，丹参色要红，玄参色偏黑等。

看断面。很多药材的断面都具有明显的特征。比如黄芪的折断面纹理呈"菊花心"样，杜仲在折断时有胶状的细丝相连，等等。

手摸

手摸法。用手感受药材的软硬，如盐附子质软，而黑附子则质地坚硬。

手捏法。用手感受药材的干湿、黏附，如天仙子手捏有黏性。

手掂法。用手感受药材的轻重，疏松还是致密，如荆三棱坚实体重，而泡三棱则体轻。

鼻闻

直接鼻嗅法。将中药靠近鼻子闻它的气味，如薄荷的香、阿魏的臭等。

蒸汽鼻嗅法。将中药放入热水中浸泡，犀角有清香而不腥，水牛角略有腥气。

揉搓鼻嗅法。因有些中药的气味微弱，可以将它揉搓后再闻味，如鱼腥草的腥味，细辛的清香味等。

口尝

鉴别药材可通过气味还可通过"味感"，味分为甘、酸、苦、咸、辛五味，如山楂的酸、黄连的苦、甘草的甜等。

水试和火试

有些药材放在水中，或用火烧一下会产生特殊的现象。如熊胆的粉末放在水中，会先在水面上旋转，然后呈黄线下沉而不会扩散。麝香燃烧时，会产生浓郁的香气，燃尽后留下白色的灰末。

中药的经验鉴别是非常实用的好方法，但要能完全正确地鉴别药材的真伪优劣，还需要多年经验的不断积累，以及对中药知识的不断积累。

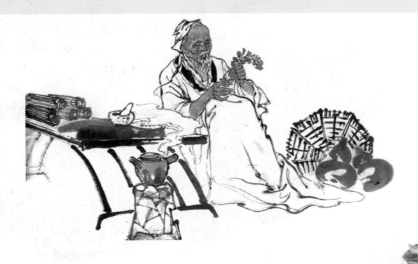

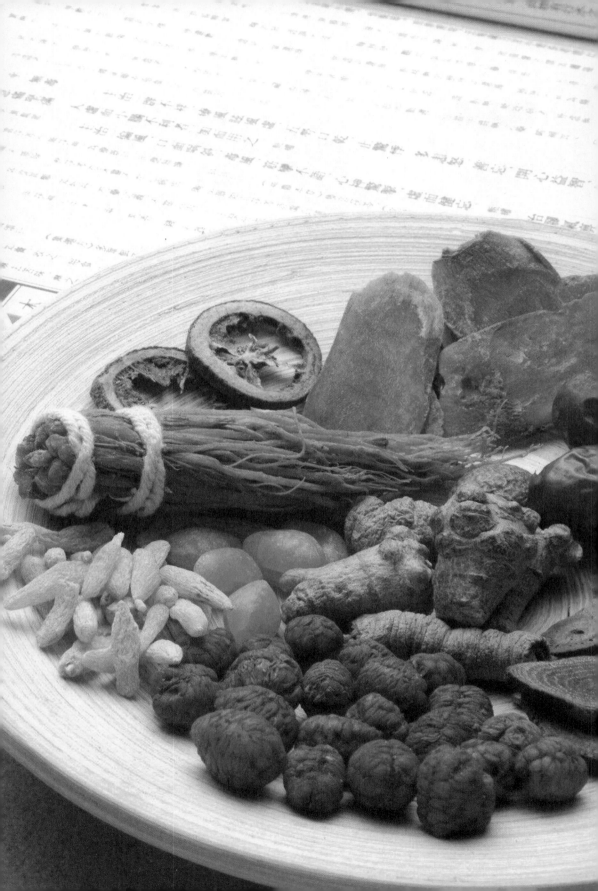

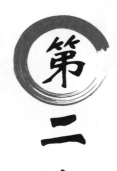

第二章 从认识中药开始

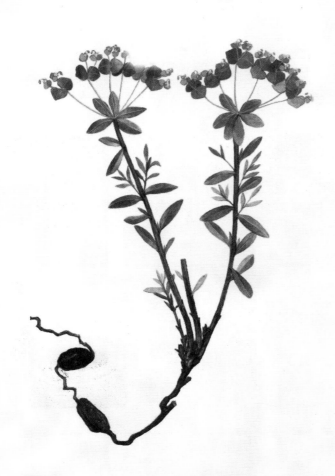

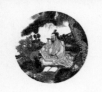

黄芪

【功效】补气升阳，益卫固表，利水消肿。

【释名与别名】黄芪古时写作"黄耆"。

李时珍说：耆，长的意思。黄耆色黄，为补药之长，故名。又名：戴糁、戴椹、独椹、蜀脂、百本、王孙。

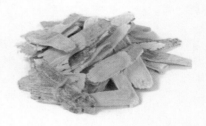

【性味】味甘，性微温，无毒。

【主治】主痈疽、烂疮日久，能排脓止痛。疗麻风病，痔疮、瘰疬，补虚，治小儿百病。还可治妇人子宫邪气，逐五脏间恶血，补男子虚损，五劳消瘦，止渴，腹痛泻痢。可益气，利阴气。益气壮筋骨，生肌补血，破癥瘕。

▶ 药方

补中益气汤		
组成	功效	主治
黄芪、炙甘草、白术、人参、当归、升麻、柴胡、橘皮	补中、益气、升阳举陷	体倦肢软，少气懒言，大便稀溏，脱肛，子宫脱垂，久痢，崩漏

● 药膳

黄芪乌鸡汤

材料：黄芪25克，乌鸡1只，枸杞、姜片、盐少许。

做法：将乌鸡剁块，放入沸水汆烫、捞起、冲净。乌鸡块、枸杞、姜片和黄芪一起入锅，加6碗水，以大火煮开，再转小火续炖25分钟，加盐调味即成。

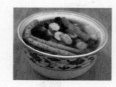

功效：行气活血，散瘀消肿。

甘草

【功效】益气补中，清热解毒，祛痰止咳。

【释名与别名】甄权说：诸药中甘草为君，治七十二种矿石毒，解一千二百般草木毒，调和众药有功，所以有国老的称呼。又名：甜草、国老。

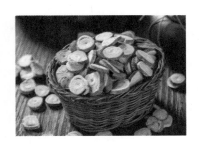

【性味】味甘，性平，无毒。

【主治】解小儿胎毒，治惊痫，降火止痛。温中下气，用于烦满短气，伤脏咳嗽，并能止渴，通经脉，调气血，解百药毒，为九土之精。

▶ 药方

炙甘草汤		
组成	功效	主治
炙甘草、人参、生地黄、阿胶、麦冬、麻仁、大枣、生姜、桂枝	滋阴养血，益气温阳，复脉止悸	咳嗽，涎唾多，失眠，自汗盗汗，咽干舌燥，大便干结

● 药膳

麦枣甘草萝卜汤

材料：小麦100克，白萝卜15克，排骨250克，盐2小匙，甘草15克，红枣10颗。

做法：小麦洗净，以清水浸泡1小时，沥干。排骨氽烫，捞起，冲净；白萝卜削皮、洗净、切块；甘草、红枣冲净。将所有材料盛入煮锅，加8碗水煮沸，转小火炖约40分钟，加盐即成。

功效：补血补虚，除燥益气，促进睡眠。

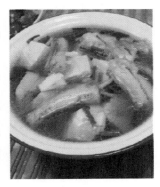

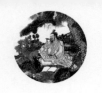

人参

【功效】大补元气，生津止渴，安神益智。

【释名与别名】李时珍说：人参年深，浸渐长成者，根如人形，有神，故谓之人参。又名：黄参、血参、人衔、鬼盖、神草、土精、地精、海腴。

【性味】味甘、微苦，性微温，无毒。

【主治】补五脏，安精神，定魂魄，止惊悸，除邪气，明目益智。久服可轻身延年。治肠胃虚冷，心腹胀痛，胸胁逆满，霍乱吐逆。能调中，止消渴，通血脉，破坚积。

▶▶ 药方

香砂六君子汤		
组成	功效	主治
人参、半夏、白术、茯苓、生姜、炙甘草、木香、陈皮、砂仁	益气化痰，行气温中	脾胃气虚，痰阻气滞证

● 药膳

人参莲子汤

材料：蜂蜜适量，人参20克，莲子30克，红枣20颗。

做法：把人参、莲子、红枣分别洗净，沥水备用；莲子泡发，去掉莲子心；红枣泡发1小时。将洗净的人参放入砂锅，熬制人参汁备用，接着将剩下的材料放入人参汁中，大火煮开，再以小火熬煮约一个半小时，加入蜂蜜调味即可。

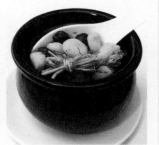

功效：安神，生津。

巴戟天

【功效】补肾阳，强筋骨，祛风湿。

【释名与别名】李时珍说：名义殊不可晓。现在也用建平、宜都所产的，根形如牡丹而细，外红里黑，用时打去心。又名：不凋草、三蔓草。

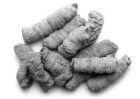

【性味】味辛、甘，性微温，无毒。

【主治】治麻风病、阳痿不举。能强筋骨，安五脏，补中增志益气。疗头面游风，小腹及阴部疼痛。能补五劳，益精，助阳利男子。治男子梦遗滑精，强阴下气，疗麻风。

▶ 药方

地黄饮子		
组成	功效	主治
巴戟天、熟地黄、山茱萸、肉苁蓉、石斛、附子、五味子、官桂、麦冬、白茯苓、菖蒲、远志	滋肾阴，补肾阳，开窍化痰	舌体强硬不能言语，筋骨软弱不能行走

● 药膳

巴戟天海参汤

材料： 海参300克，猪肉150克，胡萝卜80克，白菜1棵，盐5克，酱油3克，醋6克，巴戟天15克，白果10克，枸杞、胡椒粉、糖、太白粉少许。

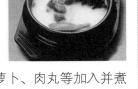

做法： 海参氽烫后捞起；猪肉加盐和胡椒粉拌均匀，然后捏成小肉丸。锅内加水，将巴戟天、胡萝卜、肉丸等加入并煮开，加盐、酱油、醋、糖调味。再加入海参、白果、枸杞煮沸，然后加入洗净的白菜，再煮沸时用太白粉勾芡即可。

功效： 补阳，调理肾亏。

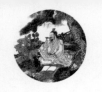
山茱萸

【功效】补益肝肾，收敛固涩。

【释名与别名】陶弘景说：出近道诸山中大树。子初熟未干，赤色，如胡颓子，亦可啖；既干，皮甚薄，当合核用也。又名：山萸肉、山芋肉、山于肉。

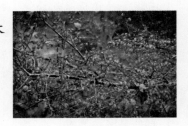

【性味】味酸、涩，微温，无毒。

【主治】补益肝肾，收敛固涩，固精缩尿，止带，止崩，止汗。此外还有生津止渴之功效。用于腰膝酸痛，头晕耳鸣，健忘，遗精滑精，遗尿尿频，崩漏带下，月经不调，大汗虚脱，内热消渴。

▶ 药方

肾气丸

组成	功效	主治
山茱萸、干地黄、山药、桂枝、附子、泽泻、茯苓、牡丹皮	补肾助阳，化生肾气	腰痛脚软，少腹拘急，小便不利，阳痿早泄，痰饮，水肿，脚气

● 药膳

山茱萸鸡腿汤

材料：鸡腿1个，熟地25克，山茱萸10克，山药10克，牡丹皮10克，茯苓10克，泽泻10克，红枣8颗。

做法：鸡腿洗净，剁成块，放沸水中汆烫，捞出，备用；药材冲洗干净，备用。将鸡腿和所有药材盛入炖锅中，加6碗水以大火煮开。煮沸后再转小火慢炖30分钟即成。

功效：降血脂，增强体质，补肝肾。

白术

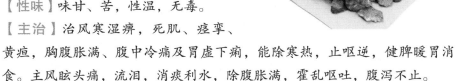

【功效】健脾益气，燥湿利水，安胎。

【释名与别名】李时珍说：《六书》中说，术字是篆文，像其根干枝叶之形。又名：山蓟、杨枹、枹蓟、马蓟、山姜、山连。

【性味】味甘、苦，性温，无毒。

【主治】治风寒湿痹，死肌、痉挛、黄疸，胸腹胀满、腹中冷痛及胃虚下痢，能除寒热，止呕逆，健脾暖胃消食。主风眩头痛，流泪，消痰利水，除腹胀满，霍乱呕吐，腹泻不止。

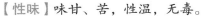 药方

黄土汤		
组成	功效	主治
白术、甘草、干地黄、附子、阿胶、黄芩、灶心黄土	温阳健脾，养血止血	阳虚便血，衄血，妇人崩漏

● 药膳

白术玉米煲

材料：玉米100克，胡萝卜100克，鱼豆腐45克，鳕鱼丸3个，鸭血糕100克，白术、麦冬各10克，黄芪、红枣各15克。

做法：将药材放入棉布袋中，和水煮滚转小火熬煮，留下汤汁备用。将切好的材料放入备好的汤汁中，煮滚后转小火熬至胡萝卜熟烂，与其他材料连同汤汁一起装盘即可。

功效：明目，降低胆固醇，降血压，预防骨质疏松。

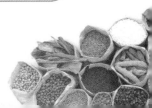

麦冬

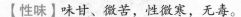

【功效】润肺养阴，清心除烦，益胃生津。

【释名与别名】李时珍说：此草根似麦而有须，其叶如韭，冬季不凋，故名。又名：禹韭、禹余粮、忍冬、忍凌、阶前草。

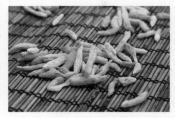

【性味】味甘、微苦，性微寒，无毒。

【主治】疗身重目黄，胃脘部胀满，虚劳客热，口干燥渴，止呕吐。强阴益精，助消化，调养脾胃，安神，定肺气，安五脏。

▶ 药方

麦冬汤		
组成	功效	主治
麦冬、粳米、人参、大枣、半夏、甘草	润肺益胃，降逆下气	肺痿，咳唾涎沫，短气喘促，咽喉干燥

● 药膳

麦冬猪蹄汤

材料：猪蹄200克，胡萝卜100克，生姜3片，盐适量，人参须、黄芪、麦冬各10克，薏苡仁50克。

做法：药材分别洗净，将人参须、黄芪、麦冬放入棉布袋中，薏苡仁泡水30分钟，放入大锅中；猪蹄洗净后剁成块，再汆烫后备用。胡萝卜与猪蹄一起放入锅中，再加生姜、适量水。用大火煮滚后转小火，煮30分钟后加盐将棉布袋捞出即可。

功效：催乳，美容。

马兜铃

【功效】清肺降气，止咳平喘，清肠消痔。

【释名与别名】李时珍说：马兜铃的根会使人呕吐、腹泻，微有香气，故得名独行、木香。岭南人用它来治蛊，隐其名为三百两银药。又名：都淋藤、独行根、土青木香、去南根、三百两银药。

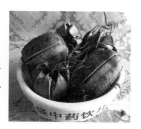

【性味】味苦、微辛，性寒。

【主治】主肺热咳嗽，痰结喘促，血痔瘘疮。治肺气上急，坐息不得，咳嗽不止。清肺气，补肺，去肺中湿热。

▶▶ 药方

补肺阿胶散		
组成	功效	主治
马兜铃、苦杏仁、阿胶、甘草、粳米、牛蒡子	清热降气，养阴清肺，宁嗽止血	肺脏气虚，胸中短气，咳嗽声微，四肢少力

●拓展

　　1．治肺气喘嗽：马兜铃二两（只用里面籽，去壳，酥半两，入碗内拌和匀，慢火炒干），甘草一两（炙）。将以上两味为末，每服一钱，水一盏，煎六分，温呷，或以药末含咽津亦得。（《简要济众方》）

　　2．治久水腹肚如大鼓者：水煮马兜铃服之。（《千金方》）

　　3．治心痛：大马兜铃一个，灯上烧存性，为末，温酒服。（《摘元方》）

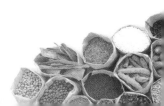

苦杏仁

【功效】止咳平喘，润肠通便。

【释名与别名】李时珍说：杏字篆文像果实挂在
树枝的样子。又名：甜梅。

【性味】味苦，性微温，有小毒。

【主治】主咳逆上气痰鸣，喉痹，下气，产乳金
疮，寒心奔豚。疗惊痫，心下烦热，风气往来，时行头痛，能解肌，消心
下胀痛。治腹痹不通，能发汗，主温病脚气，咳嗽上气喘促。加天冬同
煎，润心肺。

▶ **药方**

顺气消食化痰丸		
组成	功效	主治
苦杏仁、天南星、半夏、苏子、莱菔子、青皮、陈皮、香附、葛根、神曲、山楂、麦芽	通顺气机，消食化痰	酒食生痰，胸膈满闷，咳嗽

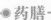

● **药膳**

润肺乌龙面

材料：昆布20克，虾子1只，生蚵3只，
胡萝卜50克，青江菜1棵，鲜香菇1朵，贡丸1
个，鱼板1片，乌龙面50克，姜2片，西洋参、
淮山药、苦杏仁、枸杞各10克，盐适量。

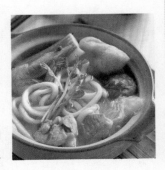

做法：将药材洗净，用棉布包起来，加
适量水，煮滚后熄火，放入昆布，滤出汤汁备
用。将备好的汤汁倒入锅中煮沸，放剩下的材料，煮沸加盐即可。

功效：补中益气，润肺止咳，散寒祛风。

栝楼

【功效】清热化痰，宽胸散结，润肠通便。

【释名与别名】李时珍说：栝楼根磨成粉，洁白如雪，故名天花粉。又名：果蓏、瓜蒌、天瓜、黄瓜、地楼、泽姑。根名：白药、天花粉、瑞雪。

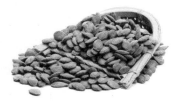

【性味】味甘、微苦，性寒，无毒。

【主治】润肺燥，降火，治咳嗽，涤痰结，利咽喉，止消渴，利大肠，消痈肿疮毒。治胸痹，治肺痈吐血。

▶▶ 药方

栝楼陷胸汤		
组成	功效	主治
栝楼、柴胡、桔梗、半夏、黄连、黄芩、枳实	和解少阳，清化痰热，宽胸散结	胸胁痞痛，呕恶不食，咳嗽痰稠
栝楼文蛤丸		
组成	功效	主治
栝楼仁、文蛤	止咳化痰	痰咳不止

●拓展

栝楼炮制

栝楼子：拣去杂质，簸除干瘪种子，捣扁。

炒栝楼子：取净栝楼子置锅内，用文火炒至微鼓起，取出放凉。

楼仁霜：取去壳栝楼仁，碾细，用吸油纸包裹，加热微炕，压榨去油后，再碾细，过筛。

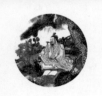

半夏

【功效】燥湿化痰，降逆止呕，消痞散结。

【释名与别名】李时珍说：《礼记·月令》中

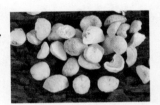

说，五月半夏生。正值夏天过半，故名。又名：

守田、水玉、地文、和姑。

【性味】味辛，性温，有毒。

【主治】主伤寒寒热，咽喉肿痛，肠鸣。消心腹胸膈痰热满结，咳嗽上气，心下急痛坚痞，时气呕逆，消痈肿。消痰，下肺气，开胃健脾。

▶ 药方

涤痰汤		
组成	功效	主治
半夏、姜制南星、甘草、橘红、石菖蒲、人参、茯苓、枳实、竹茹	涤痰开窍	中风痰迷心窍，舌强不能言

半夏泻心汤		
组成	功效	主治
半夏、黄芩、干姜、人参、炙甘草、黄连、大枣	寒热平调，消痞散结	心下痞，但满而不痛，或呕吐，肠鸣下利

● 拓展

半夏炮制

生半夏：取原药材，除去杂质，洗净，干燥，用时捣碎。有毒，多外用。

姜半夏：生姜、白矾煮或腌制或蒸制，或姜炒。温中化痰，降逆止呕为主。

法半夏：石灰制半夏。治寒痰、湿痰为主，同时具有调脾和胃的作用。

半夏曲：生半夏浸泡晒干研粉，姜汁、面粉调匀，发酵制成。化湿健脾，消食止泻。

贝母

【功效】清热润肺，止咳化痰。

【释名与别名】陶弘景说：此草外形像聚贝子，所以名贝母。李时珍说：苦菜、药实与野苦荬、黄药子同名。又名：勤母、苦菜、苦花、空草、药实。

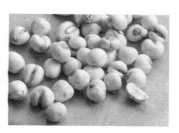

【性味】味苦、甘，性微寒，无毒。

【主治】主伤寒烦热，小便淋沥，邪气疝瘕，喉痹乳难，破伤风。疗腹中结实，心下满，洗邪恶风寒，目眩项直，咳嗽，能止烦热渴，发汗，安五脏，利骨髓。能消痰，润心肺。将其研末与白糖做成丸，含服，能止咳。主胸胁逆气，时疾黄疸。

▶ 药方

贝母瓜蒌散		
组成	功效	主治
贝母、瓜蒌、天花粉、茯苓、橘红、桔梗	润肺清热，理气化痰	燥痰咳嗽，咳嗽呛急，咯痰不爽，涩而难出，咽喉干燥哽痛

● 药膳

贝母酿水梨

材料：水梨1个，贝母10克、白木耳2.5克。

做法：将白木耳泡软，去蒂，切成细块。水梨从蒂柄上端平切，挖除中间的籽核。将贝母、白木耳置入梨心，并加满清水，置于碗盅里移入电饭锅内蒸熟即可。

功效：养阴润肺，清热化痰，止咳。

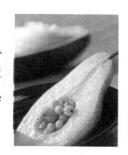

款冬花

【功效】润肺下气，止咳化痰。

【释名与别名】寇宗奭说：百草中只有它不顾冰雪，最先发芽，所以称它为钻冻。又名：款冻、颗冻、氐冬、钻冻、菟奚、橐吾、虎须。

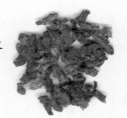

【性味】味辛、微苦，性温，无毒。

【主治】治咳嗽上气，哮喘，喉痹及各种惊痫寒热邪气。治消渴，喘息呼吸。疗肺气心促急，热劳咳、咳声不断、涕唾稠黏，肺痿肺痈，吐脓血。润心肺，益五脏，除烦消痰，清肝明目，治中风等疾病。

▶▶ 药方

款冬花汤		
组成	功效	主治
款冬花、苦杏仁、桑根白皮、贝母、五味子、甘草、知母	止咳化痰，补益肺虚	暴发咳嗽，肺痨痰嗽，日渐羸瘦

● 药膳

款冬花百合绿豆汤

材料： 鲜款冬花蕾9克，百合500克，绿豆250克，白糖、蜂蜜适量。

做法： 绿豆淘洗干净，下入锅中，加入清水煮烂。将百合逐瓣剥下，放入清水中浸泡1～2小时，放入锅内煮烂。然后和已煮烂的绿豆并为一锅，下入鲜款冬花蕾、白糖和蜂蜜即可。

功效： 润肺止咳，宁心安神。

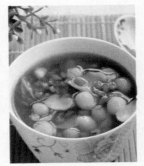

天南星

【功效】祛风止痉，化痰散结。

【释名与别名】李时珍说：天南星因根圆白，形如老人星，故名天南星，即虎掌。称虎掌，是因其叶的形状像虎掌，并不是根像虎掌。又名：虎膏、鬼药蒻。

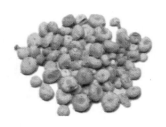

【性味】味苦、辛，性温，有毒。

【主治】主中风麻痹，能除痰下气，利胸膈，攻坚积，消痈肿，散血堕胎。治心痛，寒热结气，积聚伏梁，伤筋痿拘缓，能利水道。除阴部湿，止风眩。主疝气肿块、肠痛，伤寒时疾，能强阴。

▶ 药方

清气化痰丸		
组成	功效	主治
苦杏仁、胆南星、瓜蒌仁、黄芩、陈皮、枳实、茯苓、制半夏	清热化痰，理气止咳	痰热咳嗽，痰稠色黄，咯之不爽
活络丹		
组成	功效	主治
天南星、川乌、草乌、没药、乳香、地龙	祛风通络，散寒止痛	肢体筋脉挛痛，关节伸屈不利，中风后手足不仁

◉ 拓展

1. 口眼歪斜：天南星（生）研为末，用自然姜汁调匀。病在左侧，敷右侧；病在右侧，敷左侧。

2. 风痰咳嗽：大天南星一颗，炮裂研成末。每取一钱，加水一盏，姜三片，煎成五分，温服，早、中、晚各一次。

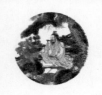

图解《本草纲目》养生小常识

桔梗

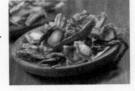

【功效】宣肺，利咽，祛痰，排脓。

【释名与别名】李时珍说：此草之根结实而梗直，所以叫桔梗。又名：白药、梗草。

【性味】味苦、辛，性平。

【主治】治下痢，破血行气，消积聚、痰涎，去肺热气促嗽逆，除腹中冷痛，主中恶以及小儿惊痫。利窍，除肺部风热，清利头目，利咽喉。治疗胸膈滞气及疼痛，除鼻塞，治口舌生疮、目赤肿痛。下一切气，止霍乱抽筋，心腹胀痛。利五脏肠胃，补血气，除寒热风痹，温中消谷，疗咽喉痛，除蛊毒。

▶ 药方

清金降火汤		
组成	功效	主治
桔梗、茯苓、石膏、陈皮、苦杏仁、半夏、贝母、前胡、瓜蒌仁、黄芩、枳壳、甘草	清热降火，化痰止咳	肺胃痰火，咳嗽面赤，或肺胀喘急

● 药膳

肾气乌鸡汤

材料：乌鸡腿1个，盐1小匙，熟地黄20克，山茱萸10克，山药15克，牡丹皮10克，茯苓10克，泽泻10克，车前子7.5克，牛膝7.5克，桔梗10克，附子5克，红枣2颗。

做法：将乌鸡腿洗净，剁块，放入沸水氽烫，去除血水；将乌鸡腿及所有的药材盛入煮锅中，加适量水至盖过所有的材料。大火煮沸，然后转小火续煮40分钟左右加盐即可；可只取汤汁饮用，或吃肉饮汤。

功效：温中健脾，益气补血，补肾。

旋覆花

【功效】降气消痰，行水止呕。

【释名与别名】李时珍说：此草的各种名称都是因其花的形状而命名。《尔雅》上说，庚为金，旋覆花在夏天开黄花，盗窃金气，所以叫盗庚。又名：金沸草、金钱花、滴滴金、盗庚、夏菊、戴椹。

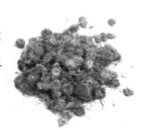

【性味】味苦、辛、咸，性微温。

【主治】主结气胁下满，惊悸，除水，去五脏间寒热，补中下气。消胸上痰结，唾如胶漆，心胸痰水；膀胱留饮，风气湿痹，皮间死肉，利大肠，通血脉，益色泽。主水肿，逐大腹，开胃，止呕逆不下食。

▶▶ 药方

旋覆代赭汤		
组成	功效	主治
旋覆花、代赭石、人参、生姜、炙甘草、半夏、大枣	降逆化痰，益气和胃	胃气虚弱，痰浊内阻，心下痞硬，反胃呕逆，吐涎沫

◉ 药膳

旋覆花鱼肚汤

材料：旋覆花15克，代赭石15克，人参15克，半夏9克，炙甘草5克，生姜10克，大枣6颗，鱼肚250克，葱10克，盐适量。

做法：将药材装入纱布袋内制成药包，鱼肚洗净，切条，将鱼肚、药包、生姜、葱加入炖锅内，加水适量，置武火上烧沸，再用文火炖煮30分钟，加入盐搅匀，除去药包即成。

功效：补脾胃，增食欲。

知母

【功效】清热泻火，滋阴润燥。

【释名与别名】李时珍说：知母宿根之旁，初生子根，状如蚔虻之状，故为蚔母，讹为知母、蝭母。又名：蚔母、连母、蝭母、地参。

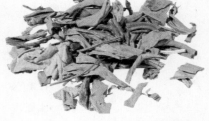

【性味】味苦、甘，性寒，无毒。

【主治】治消渴热中，除邪气，肢体浮肿，利水，补不足，益气。疗伤寒久疟烦热、胁下邪气，膈中恶，恶风汗出。多服令人腹泻。清心除热，治阳明火热，泻膀胱、肾经之火。

▶▶ 药方

清热祛火汤		
组成	功效	主治
知母、生石膏、菊花、葛根、细辛、川芎、枳实、白芷、甘草、地龙、蝎子	清胃泄热，祛风通络	胃热，口臭，干呕，大便秘结
知母贝母散		
组成	功效	主治
知母、贝母、巴豆、生姜	清热化痰	咳嗽多痰
知母苦杏仁萝卜子丸		
组成	功效	主治
知母、苦杏仁、萝卜子	止咳化痰，通顺气机	久咳气急

香菇鲫鱼汤

材料：鲫鱼150克，香菇150克，绿花椰菜75克，天花粉15克，知母10克，葱花、嫩姜丝、盐少许。

做法：鲫鱼煎好备用。全部药材放入棉布袋，香菇和绿花椰菜剥成小朵备用。清水倒入锅中，放入棉布袋和全部材料煮沸。取出棉布袋，放入嫩姜丝和盐调味，撒葱花即可。

功效：舒筋，止痛，养胃健胃。

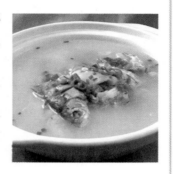

黄连

【功效】清热燥湿，泻火解毒。

【释名与别名】李时珍说：本品根像串珠相连而色黄，所以得名黄连。又名：王连、支连、川连、姜连。

【性味】味苦，性寒，无毒。

【主治】主热气，治目痛眦伤流泪，能明目。主五脏冷热，久下泄痢脓血，止消渴大惊，除水湿，利关节，调胃厚肠益胆，疗口疮。治五劳七伤，能益气，止心腹痛，惊悸烦躁，润心肺，长肉，止血，疗流行热病及疮疥，止盗汗。

▶ 药方

普济消毒饮

组成	功效	主治
黄芩、黄连、连翘、僵蚕、牛蒡子、薄荷、板蓝根、马勃、陈皮、甘草、玄参、柴胡、桔梗、升麻	清热解毒，疏风散邪	恶寒发热，头面焮痛，目不能开，咽喉不利

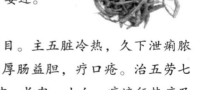

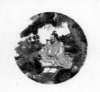

1. 三消骨蒸：将黄连末用冬瓜汁浸泡一夜，晒干后又浸，如此七次后，为末，用冬瓜汁和黄连末制成梧桐子大的药丸，每次用大麦汤送服三四十丸。

2. 水泄、脾泄，用神圣香黄散：宣黄连一两、生姜四两，一起用文火炒至姜脆，将黄连、生姜拣出，研成细末。水泄用姜末，脾泄用黄连末，每次空腹用白开水送服二钱。

 连翘

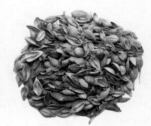

【功效】清热解毒，消痈散结。

【释名与别名】李时珍说：按《尔雅》所说，连，异翘，即本名连，又名异翘，故合称为连翘。又名：异翘、旱莲子、兰华、三廉。根名：连轺、竹根。

【性味】味苦，性微寒，无毒。

【主治】主寒热鼠瘘瘰疬，痈肿恶疮瘿瘤，结热蛊毒。通利五淋，治小便不通，除心经邪热。散各经血结气聚，消肿。泻心火，除脾胃湿热，治中部血证，为使药。连翘茎、叶主心肺积热。

▶ 药方

连翘散

组成	功效	主治
连翘、葛根、黄芩、赤芍、山栀、桔梗、升麻、麦冬、牛蒡子、甘草、木通	清热祛痰，宣肺利咽	咽喉肿痛，胸膈不利，咳吐痰涎，舌干口燥

图解《本草纲目》养生小常识

连翘贝母饮

材料：连翘10克，山栀子10克，金银花10克，贝母10克，冰糖适量。

做法：连翘、山栀子、金银花加水3杯放入锅中煎煮后，略冷，滤去渣后，加入冰糖，分3次服用，将贝母分3次加入拌匀，趁温饮下。

功效：疏散风热，清热化痰。

玄参

【功效】凉血滋阴，泻火解毒。

【释名与别名】李时珍说：玄，黑色也。又名：黑参、玄台、重台、鹿肠、正马、逐马、馥草、野脂麻、鬼藏。

【性味】味苦、甘、咸，性微寒，无毒。

【主治】疗腹中寒热积聚，女子产乳余疾，补肾气，令人目明。能下寒血，除胸中气，下水止烦渴，散颈下核，痈肿，疗心腹痛，坚癥，定五脏。疗热风头痛，伤寒劳复，治暴结热，散瘤瘘瘰疬。滋阴降火，解斑毒，利咽喉，通小便血滞。

 药方

玄参汤		
组成	功效	主治
玄参、黄芩、菊花、羚羊角、蔓荆实、防风、芍药	清肝祛风	肝经风热上冲，目赤痒痛

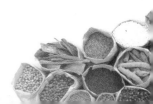

● 药膳

玄参萝卜清咽汤

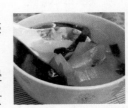

材料： 白萝卜300克，蜂蜜80克，绍兴酒20毫升，玄参15克。

做法： 白萝卜、玄参洗净切成片，用绍兴酒浸润备用。用大碗1个，放入2层白萝卜片，再放1层玄参片，淋上蜂蜜10克、绍兴酒5毫升。按照此种方法，放置4层。将剩下的蜂蜜，加20毫升冷水倒入大碗中，大火隔水蒸2小时即可。

功效： 清热凉血，利咽，滋阴，促进肠胃蠕动。

青蒿

【功效】清虚热，解暑，除骨蒸，截疟。

【释名与别名】青蒿，意为"治疗疟疾之草"，始载于《神农本草经》。又名：草蒿、方溃、菣（音牵）、香蒿。

【性味】味苦、辛，性寒，无毒。

【主治】主疥瘙痂痒恶疮，杀虱，治积热在骨节间，明目。治夏季持续高热，妇人血虚下陷导致出血，腹胀满，冷热久痢。补中益气，轻身补劳，驻颜色，长毛发，令发黑亮不衰老，兼去开叉发，杀风毒。心痛热黄，将生青蒿捣成汁服，并把渣贴在痛处。治疟疾寒热。把生青蒿捣烂外敷金疮，可止血止痛。

▶ 药方

清骨散

组成	功效	主治
青蒿、银柴胡、胡黄连、秦艽、鳖甲、地骨皮、知母、甘草	清虚热，退骨蒸	骨蒸潮热，低热日久不退，唇红颧赤，困倦盗汗，口渴心烦

枸杞青蒿蒸甲鱼

材料：甲鱼500克，枸杞30克，地骨皮30克，青蒿9克，葱、姜、酒、冰糖适量。

做法：甲鱼去内脏洗净，腹中放入枸杞、葱、姜、酒、冰糖。地骨皮、青蒿另煎汤，将汤汁与甲鱼一起蒸煮1小时。

功效：滋阴清热。

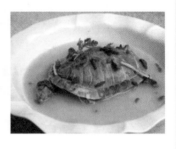

龙胆

【**功效**】清热燥湿，泻肝定惊。

【**释名与别名**】马志说：本品叶如龙葵，味苦似胆，所以叫龙胆。又名：陵游。

【**性味**】味苦，性寒，无毒。

【**主治**】主骨间寒热，惊痫邪气，续绝伤，定五脏。除胃中伏热，时气温热，治热泄下痢，去肠中小虫，能益肝胆气，止惊惕。去目中黄及目赤肿胀疼痛，瘀肉高起，痛不可忍。退肝经邪热，除下焦湿热之肿，泻膀胱火。

▶▶ **药方**

龙胆泻肝汤		
组成	功效	主治
龙胆草、黄芩、栀子、泽泻、木通、当归、生地黄、柴胡、生甘草、车前子	清肝胆实火，泻下焦湿热	头痛目赤，胁痛，口苦，耳聋，阴痒，小便淋浊

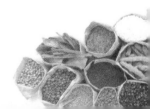

明目龙胆散		
组成	功效	主治
龙胆草、山栀、防风、荆芥、川芎、玄参、茵陈、甘菊、甘草	清肝明目，润肠通便，凉血泻火	因肝火旺盛导致两目作胀、尿赤便结、口苦心烦

● **药膳**

龙胆草清鼻饮

材料：龙胆草5克，野菊花10克，苍耳子10克，白芷10克，蜂蜜30克。

做法：先将以上中药切碎，然后一同放入砂锅，加水浸泡片刻，煎煮30分钟，去渣，取滤汁，待其温热时，兑入蜂蜜，拌均匀即成。

功效：清热解毒，通窍止痛。

黄芩

【功效】清热燥湿，泻火解毒，止血，安胎。

【释名与别名】李时珍说：芩在《说文解字》中写作荃，说它颜色黄。也有人说芩为黔，黔是黄黑色。又名：腐肠、空肠、内虚、妒妇、经芩、黄文、印头、苦督邮。

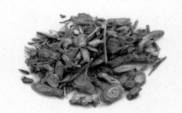

【性味】味苦，性寒，无毒。

【主治】治各种发热、黄疸，泻痢，能逐水，下血闭，治恶疮疽蚀火疡。治痰热，胃中热，小腹绞痛，消谷善饥，可利小肠。能降气，主流行热病，疗疮排脓，治乳痈发背。

神犀丹		
组成	功效	主治
黄芩、石菖蒲、紫草、水牛角、连翘、银花、板蓝根、元参、香豉	清热开窍，凉血解毒	温热暑疫，高热昏谵，斑疹色紫，口咽糜烂，目赤烦躁

● 药膳

绿茶黄芩汤

材料：黄芩、罗汉果、甘草、绿茶各等份。

做法：将黄芩、罗汉果、甘草放入砂锅中，加清水500毫升，小火煎药至水剩一半时止，将煎好的药汁倒入保温瓶中沏绿茶。

功效：清肺止咳，润肠通便，抗菌消炎，治疗咽喉肿痛，生津止渴，具有保健作用。

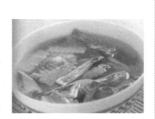

白头翁

【**功效**】清热解毒，凉血止痢。

【**释名与别名**】李时珍说：野丈人、胡王使者、奈何草，这些名字都是说此草形状像老翁的意思。陶弘景说：本品到处都有，在它的近根部有白色茸毛，形状像白头老翁，故名。又名：野丈人、胡王使者、奈何草。

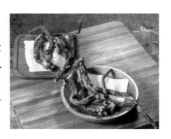

【**性味**】味苦，性寒，无毒。

【**主治**】主治温疟、癫狂寒热，癥瘕积聚瘿气，能逐血止腹痛，疗金疮。止鼻出血，止毒痢。治赤痢腹痛，齿痛，全身骨节疼痛，项下瘰疬瘤疬。主一切风气，能暖腰膝，明目消赘。

▶▶ **药方**

白头甘草阿胶汤		
组成	功效	主治
白头翁、黄连、黄柏、甘草、阿胶、秦皮	清热解毒，燥湿凉血止痢，养血滋阴	产后热痢，下痢脓血不止

● **药膳**

黄连白头翁粥

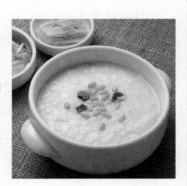

材料：白头翁50克，黄连10克，粳米30克。

做法：将黄连、白头翁放入砂锅，加水500毫升熬煮，除去药渣，盛出药汁，然后在锅中加入粳米和清水400毫升，煮至粳米开花，加入药汁，煮成粥，即可。

功效：清热，解毒，凉血。

槐花

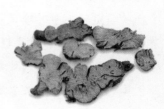

【功效】凉血止血，清热泻火。

【释名与别名】槐者，同怀，指怀念来人之意。又名：槐蕊、豆槐、白槐、细叶槐、金药材、护房树、家槐、六年香、中槐、土槐。

【性味】味苦，性微寒，无毒。

【主治】用于肠热便血，痔肿出血，肝热头痛，眩晕目赤。主五内邪气热，止涎唾，补绝伤，五痔，火疮，妇人乳瘕。

▶ 药方

槐花芍药汤		
组成	功效	主治
槐花、白芍药、枳壳、甘草	清热泻火，行气活血	赤白痢疾

● 药膳

槐花猪肠汤

材料：猪大肠500克，猪瘦肉250克，槐花90克，蜜枣2颗，酱油适量。

做法：猪大肠洗净，槐花洗净，装进猪大肠内，扎紧猪大肠两头；猪瘦肉洗净，切块。把装有槐花的猪大肠与猪瘦肉、蜜枣一起放入锅内，加清水适量，武火煮沸后，文火煲2～3小时，捞起猪大肠，切开去掉槐花，用酱油调味即可。

功效：清润凉血，益阴润燥，清肠解毒。

小茴香

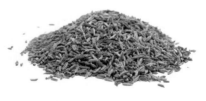

【功效】理气止痛，温阳散寒。

【释名与别名】李时珍说：小茴香，茴香宿根，深冬生苗作丛，肥茎丝叶。又名：怀香、八角珠。

【性味】味辛，性温，无毒。

【主治】主诸瘘、霍乱及蛇伤。除膀胱、胃部冷气，能调中，止痛，止呕吐。治干湿脚气，肾劳，癫疝，阴疼。能开胃下气，补命门不足，暖丹田。

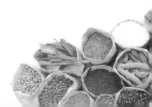

▶▶ **药方**

暖肝煎		
组成	功效	主治
小茴香、肉桂、当归、枸杞、乌药、沉香、茯苓	行气止痛，温补肝肾	肝肾虚寒，睾丸冷痛，小腹疼痛，畏寒喜暖

● **药膳**

茴香卤猪舌

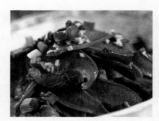

材料：猪舌3个，小茴香10克，陈皮10克，葱白1截，生菜叶适量，糖2大匙，酒2大匙，酱油1大匙。

做法：将猪舌放沸水中焯3分钟，表皮呈白色时取出，用刀剥净表面的皮和舌根部位的脂肪。油锅烧热，放入糖和酱油，再将猪舌放入锅内滚动，至褐黄色为止。将小茴香、陈皮放入锅内，倒入酒，加入水煮开后，改为小火。猪舌煮至烂透，取出放凉，再用旺火将锅内汤汁煮成浓汁；将猪舌切成薄片，盘内铺上生菜叶，摆上猪舌和葱白，浇上浓汁即可食用。

功效：理气止痛，调中下气。

 # 槟榔

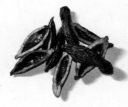

【功效】行气消积，通利水道。

【释名与别名】李时珍说：宾与郎都是对贵客的称呼。交广人接待贵客时，必先呈上此果。又名：宾门、仁频、洗瘴丹。

【性味】味苦、辛，性温，无毒。

【主治】治腹胀，将其生捣末服，能利水谷道，能宣利五脏六腑壅滞，破胸中气，下水肿，治心痛积聚。除一切风，下一切气，通关节，利九窍，补五劳七伤，健脾调中，破癥结。

▶ 药方

天台乌药散

组成	功效	主治
槟榔、乌药、木香、高良姜、小茴香、青皮、川楝子、巴豆	行气疏肝，散寒止痛	小肠疝气，睾丸痛

木香槟榔丸

组成	功效	主治
木香、槟榔、陈皮、青皮、莪术、黄连、黄柏、大黄、香附子、牵牛	行气导滞，攻积泻热	赤白痢疾，肠胃积滞，脘腹胀痛，大便不通

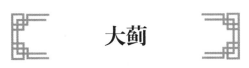

● 药膳

槟榔糯米粥

材料：槟榔15克，郁李仁20克，火麻仁15克，糯米100克。

做法：先加水研磨火麻仁，滤取汁液，加入糯米煮粥至将熟，取槟榔捣碎，用热水烫郁李仁，去皮研磨成膏，与槟榔研匀，加入米粥煮片刻即可。

功效：理气，润肠，通便。

大蓟

【功效】散瘀消痈，凉血止血。

【释名与别名】李时珍说：蓟像髻，此草的花像髻。称其猫、虎，是因它的苗形状狰狞。称马，是形容它长得大。又名：马蓟、刺蓟、山牛蒡、鸡项草、千针草、野红花。

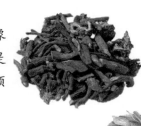

【性味】味甘、苦，性凉，无毒。

【主治】治女子赤白带下，安胎，止吐血鼻出血，令人肥健。捣根绞汁服半升，治崩中下血，即刻见效。治恶疮疥癣，则同盐研敷。

▶ 药方

十灰散			
组成		功效	主治
大蓟、小蓟、荷叶、侧柏叶、茅根、茜根、山栀、大黄、牡丹皮、棕榈皮		凉血止血	血热妄行，吐血、咯血、嗽血、衄血

● 药膳

大蓟土茯苓猪肉丸子汤

材料：猪瘦白肉末250克，大蓟根、土茯苓各35克，冬笋、火腿各25克，姜丝、黄酒、细盐适量。

做法：将猪瘦白肉末搓成丸子；冬笋切成细丝；火腿切成细丝；大蓟根、土茯苓切碎，放入锅内，加水煎成药汁，去渣留汁。把火腿丝、笋丝、丸子放入大碗内，加入姜丝、黄酒、细盐、药汁，上笼蒸30分钟，加水煮汤即可。

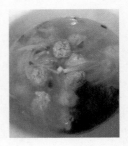

功效：滋阴润肺，凉血解毒。

木香

【功效】行气止痛，健脾消食。

【释名与别名】李时珍说：木香，属草类。本名蜜香，因其香气如蜜。又因沉香中也有蜜香一名，所以将此误叫为木香。又名：蜜香、青木香、五木香、南木香。

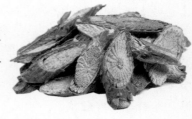

【性味】味辛、苦，性温，无毒。

【主治】主邪气，强志，治恶露淋漓。久服能安神。治心腹一切气，膀胱冷痛，呕逆反胃，霍乱泄泻痢疾，健脾消食，安胎。

▶ 药方

木香温中汤		
组成	功效	主治
木香、草豆蔻仁、厚朴、陈皮、炙甘草、茯苓、干姜	行气温中，燥湿除满	寒湿气滞，脘腹胀满或疼痛，不思饮食，舌苔白腻
青木香丸		
组成	功效	主治
青木香、诃子皮	行气健胃	胃气闷胀，不思饮食

●拓展

1. 中气不省，闭目不语，状如中风：将南木香研为末，用冬瓜子煎汤灌服三钱。痰盛者，加竹沥和姜汁。

2. 流动性气痛：将广木香用温水磨成浓汁，加热酒中调服。

3. 气滞腰痛：青木香、乳香各二钱，酒浸，饭上蒸，均以酒调服。

川芎

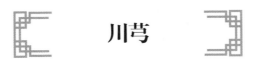

【功效】活血行气，祛风止痛。

【释名与别名】李时珍说：有人说人头顶的穹窿最高，如天之象。此药上行，专治头脑诸疾，所以有芎䓖的名称。又名：胡䓖、香果、山鞠穷。

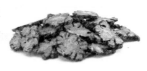

【性味】味辛，性温，无毒。

【主治】治中风头痛，寒痹痉挛缓急，刀箭伤，妇人经闭不孕。除脑中冷痛，能温中散寒。治一切风证，血分病。补五劳，壮筋骨，调血脉，破癥结宿血，养新血，止吐血、鼻出血、尿血，痔瘘疮疥，消瘀血。疏肝气，补肝血，润肝燥，补风虚。

▶ **药方**

生化汤		
组成	**功效**	**主治**
川芎、当归、桃仁、炙甘草、干姜	养血活血，温经止痛	产后瘀血腹痛，恶露不行，小腹冷痛

● 药膳

十全大补乌鸡汤

材料：乌鸡1只，当归、熟地黄、党参、炒白芍、白术、茯苓、黄芪、川芎、甘草、肉桂、枸杞、红枣各10克。

做法：乌鸡剁块，放入沸水汆烫、捞起、冲净，药材以清水快速冲洗。将乌鸡和所有药材一起盛入炖锅，加7碗水以大火煮开。转小火慢炖30分钟即成。

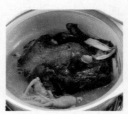

功效：补血，利尿消肿，滋肾补血。

香附

【功效】疏肝理气，调经止痛。

【释名与别名】李时珍说：《名医别录》只说莎草，没说用苗用根，后世都用它的根入药，称为香附子，却不知莎草的名字。又名：雀头香、草附子、水香棱、水莎、侯莎、夫须、续根草、地毛。

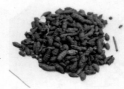

【性味】味辛、微苦、微甘，性平，无毒。

【主治】治一切气分病，霍乱吐泻腹痛，肾及膀胱虚冷之证。除胸中热，濡润肌肤，益气。煎饮能散气郁，利胸膈，降痰热。散时气寒疫，利三焦，解六郁，消饮食积聚，痰饮痞满，脚肿腹胀。

 药方

加味乌药汤		
组成	功效	主治
香附、乌药、延胡索、木香、缩砂、甘草	行气活血，调经止痛	痛经，月经前或月经初行时，小腹胀痛，胀甚于痛，或连胸胁乳房胀痛
正气天香散		
组成	功效	主治
香附、乌药、陈皮、紫苏叶、干姜	行气温中，调经止痛	妇女诸气作痛，或上冲心胸，或攻筑胁肋，腹中结块刺痛

● 药膳

玫瑰香附茶

材料：玫瑰花2.5克，冰糖1大匙，香附5克。

做法：玫瑰花剥瓣，洗净，沥干。香附以清水冲净，加2碗水熬煮约5分钟，滤渣，留汁。将备好的药汁再次滚热时，置入玫瑰花瓣，加入冰糖搅拌均匀即可。

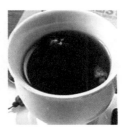

功效：理气解郁，调经止痛，散瘀，养肝。

桃仁

【功效】活血祛瘀，止咳平喘，润肠通便。

【释名与别名】李时珍说：桃树开花早，易种植且子多，故字从木、兆。十亿称兆，是多的意思。又名：桃核仁、大桃仁。

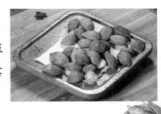

045

【性味】味苦、甘，性平，有小毒。

【主治】主瘀血血闭，腹内积块，杀小虫。止咳逆上气，消心下坚硬，疗突然出血，通月经，止心腹痛。治血结、血秘、血燥，通润大便，破瘀血，杀三虫。主血滞，风痹，骨蒸，肝疟寒热，产后血病。

▶ 药方

桃仁承气汤		
组成	功效	主治
桃仁、大黄、桂枝、炙甘草、芒硝	破血下瘀	下焦蓄血，小腹急结，小便自利，血瘀经闭，痛经

● 药膳

丹参桃红鸡腿汤

材料：鸡腿1个，盐2小匙，丹参15克，红枣10颗，红花25克，桃仁5克。

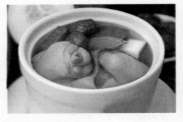

做法：将红花、桃仁装在棉布袋内，扎紧。鸡腿洗净剁块、氽烫、捞起；丹参、红枣冲净。将所有材料盛入煮锅，加6碗水煮沸后转小火炖约20分钟，待鸡肉熟烂加盐调味即成。

功效：活血通脉，补心养肝，去疲止痛，安神宁心。

麻黄

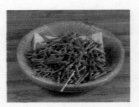

【功效】发汗解表，宣肺平喘，利水消肿。

【释名与别名】张揖《广雅》中说：龙沙为麻黄，狗骨为麻黄的根。又名：龙沙、卑相、卑盐。

【性味】味辛、微苦，性温，无毒。

【主治】治中风伤寒头痛，温疟，发表出汗，去邪热气，止咳逆上气，除寒热，破癥坚积聚。治五脏邪气缓急，风胁痛，止好唾，通腠理，解肌，泄邪恶气，消赤黑斑毒。治身上毒风，皮肉不仁，主壮热瘟疫，山岚瘴气。通九窍，调血脉，开毛孔皮肤。去营中寒邪，泄卫中风热。

▶▶ 药方

定喘汤

组成	功效	主治
麻黄、白果、苏子、款冬花、苦杏仁、半夏、甘草、桑白皮、黄芩	宣肺降气，清热化痰	哮喘，咳嗽，痰多气急，痰稠色黄，微恶风寒

● 药膳

麻黄雪梨瘦肉汤

材料：雪梨2个，麻黄8克，苦杏仁12克，猪瘦肉200克，红枣5颗，生姜、盐适量。

做法：雪梨洗净，切成块状，药材洗净、浸泡，猪瘦肉洗净切块。将上面准备的食材入锅，加入适量的清水，大火烧开改用小火煲2个小时，然后放盐，按自己的口味调味即可。

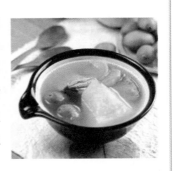

功效：发汗散寒，宣肺平喘，利水消肿。

 当归

【功效】补血，活血止痛，润肠。

【释名与别名】李时珍说：当归本非芹类，因其花叶像芹，所以得芹名。又名：乾归、山蕲、白蕲、文无。

【性味】味甘、辛，性温，无毒。

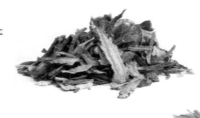

【主治】主咳逆上气、温疟寒热，妇人漏下，恶疮。能止呕逆，治虚劳寒热，下痢，腹痛，齿痛，可补各种虚损。治一切风寒，补一切血虚、劳损。能破恶血，养新血，还可治癥癖，肠胃冷。

▶ 药方

当归川芎汤		
组成	功效	主治
当归、川芎、熟地黄、白芍、元胡、红芪、香附、青皮、泽兰、牡丹皮、桃仁	活血补血，安神益气	治伤胎、产后瘀血、崩漏、外伤、拔牙等一切失血过多所致的心烦眩晕

● 药膳

当归鸡汤

材料：鸡肉250克，盐5克，味精3克，当归20克，田七8克。

做法：把当归、田七用水洗干净，然后用刀剁碎。把鸡肉用水洗干净，用刀剁成块，放入开水中煮5分钟，再取出过冷水。把所有的材料放入炖盅中，加水，慢火炖3小时，最后调味即可。

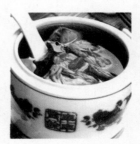

功效：散瘀消肿，止血活血，止痛行气。

藿香

【功效】芳香化浊，开胃止呕，发表解暑。

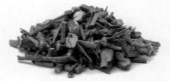

【释名与别名】李时珍说：豆叶叫作藿，因此草的叶像豆叶，故名。《法华经》中称它为多摩罗跋香，《金光明经》谓之钵怛罗香，都是"兜娄"二字梵语的说法。又名：兜娄婆香。

【性味】味辛，性微温，无毒。

【主治】主风水毒肿，能去恶气，止霍乱心腹疼痛。有助胃气、开胃及增进食欲的作用。能温中顺气，治肺虚有寒，上焦壅热之证，煎汤漱口可除酒后口臭。

▶ 药方

藿香正气散		
组成	功效	主治
藿香、半夏曲、厚朴、紫苏、白芷、大腹皮、茯苓、白术、陈皮、苦桔梗、甘草	解表化湿，理气和中	外感风寒，内伤湿滞证，头痛，恶寒，发热，胸脘满闷，脘腹疼痛

● 药膳

藿香粥

材料：鲜藿香30克（干15克），粳米100克。

做法：将鲜藿香煎汁，另用粳米煮粥，粥成后加入藿香汁调匀煮沸即可。

功效：降逆止呕，开胃进食。

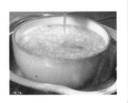

桑叶

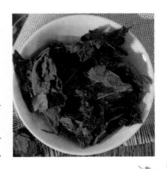

【功效】疏散风热，清肺润燥，清肝明目。

【释名与别名】李时珍说：桑字象形，子名椹。又名：家桑、荆桑。

【性味】味甘、苦，性寒，无毒。

【主治】治伤中，五劳六极，消瘦，脉细弱，可补虚益气，去肺中水气，唾血热渴，水肿腹满腹胀，利水道，敷金疮。治肺气喘满，虚劳客热和头痛，内补不足。煮汁饮利五脏。入散用，下一切风气水气。调中下气，化痰止咳，开胃下气，杀肠道寄生虫，止霍乱吐泻。研汁可治小儿惊痫及鹅口疮，效果佳。

▶ 药方

桑杏汤		
组成	功效	主治
桑叶、苦杏仁、象贝、香豉、沙参、栀皮、梨皮	清宣温燥，润肺止咳	头痛，身热不甚，口渴咽干，干咳无痰

● 药膳

桑杏菊花甜汤

材料：苦杏仁粉50克，果冻粉15克，白糖25克，桑叶10克，菊花10克，枸杞10克。

做法：桑叶入锅中，加水，以小火加热至沸腾，关火，滤汁备用。苦杏仁粉与果冻粉倒入药汁中，以小火加热沸腾后倒入盒中待凉。菊花、枸杞放入锅中倒入清水，以小火煮沸，加入白糖搅拌备用；将凝固的苦杏仁冻切块倒入药汁中即可食用。

功效：祛风清热，凉血明目。

白豆蔻

【功效】化湿，行气温胃，止呕。

【释名与别名】李时珍说：白豆蔻子圆大如白牵牛子，其壳白厚，其仁如缩砂仁。入药，去皮炒用。又名：白蔻、多骨。

【性味】味辛，性温，无毒。

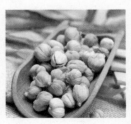

【主治】治气滞，食滞，胸闷，腹胀，嗳气，噎膈，吐逆，反胃，疟疾。

▶ 药方

三仁汤		
组成	功效	主治
白豆蔻、滑石、通草、竹叶、苦杏仁、厚朴、薏苡仁、半夏	宣畅气机，清利湿热	湿温初起及暑温夹湿，头痛恶寒，身重疼痛，胸闷不饥，午后身热

● 药膳

豆蔻山楂粥

材料：白豆蔻粉8克，山楂干30克，大米100克，冰糖30克。

做法：在锅中倒入清水、大米和山楂干，一起用大火煮熟，然后加入冰糖并改成小火，最后加入磨好的白豆蔻粉，煮沸后出锅即可。

功效：消食化气。

紫苏

【功效】发表散寒，行气宽中。

【释名与别名】李时珍说：苏，舒畅的意思。称紫苏是为了与白苏相区别。苏属荏类，而味更辛，像桂，故《尔雅》中称它为桂荏。又名：赤苏、桂荏。

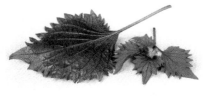

【性味】味辛，性温，无毒。

【主治】解肌发表，散风寒，行气宽中，消痰利肺，和血温中止痛，定喘

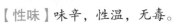

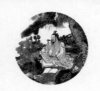

安胎，解鱼蟹毒，治蛇犬咬伤。下气除寒，其籽功效更好。除寒热，治一切寒气所致的疾病。通心经，益脾胃，煮后饮用特别好，宜配橘皮同用。

▶ 药方

杏苏散		
组成	功效	主治
紫苏叶、苦杏仁、前胡、苦桔梗、枳壳、半夏、橘皮、茯苓、生姜、大枣、甘草	轻宣凉燥，理肺化痰	外感凉燥证，头痛，恶寒无汗，咳嗽痰稀，鼻塞

● 药膳

纤瘦蔬菜汤

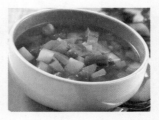

材料：紫苏10克，苍术10克，白萝卜200克，西红柿250克，玉米笋100克，绿豆芽15克，白糖适量。

做法：全部药材与清水800毫升入锅中，以小火煮沸，滤取药汁备用。白萝卜去皮洗净，刨丝；西红柿去蒂头洗净，切片；玉米笋洗净切片；绿豆芽洗净备用。药汁放入锅中，加入全部蔬菜材料煮沸，放入白糖调味即可。

功效：养阴凉血，清热生津，止咳化痰。

茵陈蒿

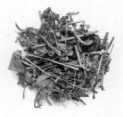

【功效】清热利湿，利胆退黄。

【释名与别名】陈藏器说：此草虽属蒿类，但经冬不死，更因旧苗而生，故名因陈，后加一蒿字。又名：绵茵陈、因尘、马先、绒蒿。

【性味】味苦、辛，性微寒，无毒。

【主治】祛风湿寒热邪气，热结黄疸。治通身发黄，小便不利，除头热，去伏瘕。通关节，去滞热，疗伤寒。石茵陈治天行时疾狂热，头痛头昏，风眼疼，瘴疟。女人下腹结块胀痛和闪损乏绝。

▶▶ **药方**

茵陈蒿汤

组成	功效	主治
茵陈蒿、栀子、大黄	清热利湿退黄	湿热黄疸，面目俱黄，小便短赤

茵陈蒿田螺方

组成	功效	主治
茵陈蒿、栀子、大田螺	清热利湿	男子酒疸

● **药膳**

乌梅茵陈蜜露

材料：乌梅60克，茵陈蒿30克，蜂蜜250克。

做法：将乌梅、茵陈蒿洗净水煎，然后复渣再煎，去渣，把两次煎出的汤汁和匀；把蜂蜜加入以上药液中，搅匀，放入瓷盆内，加盖文火隔水炖3小时后，冷却备用。

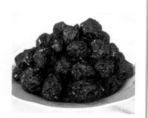

功效：清热利胆，缓急止痛。

生地黄

【功效】清热凉血，养阴生津。

【释名与别名】李时珍曾评价生地黄：服之百日面如桃花，三年轻身不老。又名：苄（音户）、芑（音起）、地髓。

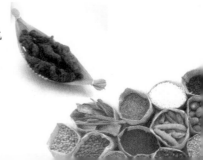

【性味】味甘、苦，性寒，无毒。

【主治】妇人崩中血不止，产后血气上迫于心致闷绝，胎漏下血，堕坠骨折，瘀血出血，鼻出血，吐血。

▶ 药方

养阴清肺汤		
组成	功效	主治
生地黄、麦冬、元参、薄荷、贝母、牡丹皮、炒白芍、生甘草	养阴清肺，解毒利咽	白喉，咽喉肿痛，初起发热，或不发热，鼻干唇燥

● 药膳

地黄鸡汤

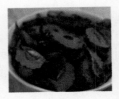

材料：鸡1只，猪肉100克，姜20克，葱和盐各5克，味精3克，料酒5毫升，生地黄10克，红枣10颗。

做法：生地黄浸泡5小时，猪肉切片，鸡去内脏，切成小块，用热水汆烫去除血水。放入鸡块、猪肉片、生地黄、红枣、姜，烧开后加入盐、味精、料酒、葱调味即可。

功效：补虚，益气血，生津，养气。

 # 木瓜

【功效】化湿和胃，舒筋活络。

【释名与别名】李时珍说：木瓜性温味酸，平肝和胃，舒筋络，活筋骨，降血压。又名：音茂。

【性味】味酸，性温，无毒。

【主治】治湿痹邪气，霍乱大吐下，转筋不止。治脚气冲心，取嫩木瓜一个，去籽煎服佳。能强筋骨，下冷气，止呕逆，祛心膈痰唾，可消食，止水利后渴不止，用木瓜煎汤，取汁饮用。止吐泻奔豚，水肿冷热痢，心腹痛。调营卫，助谷气。

▶▶ **药方**

实脾散		
组成	功效	主治
木瓜（去瓤）、附子（泡，去皮脐）、干姜、白茯苓、白术、厚朴（去皮，姜制，炒）、木香（不见火）、草果仁、甘草、大腹子	温阳健脾，行气利水	脾肾阳虚，阳不化水，阳虚水肿，手足不温，胸腹胀满

● **药膳**

银雪木瓜猪蹄汤

材料：雪梨250克，木瓜500克，猪蹄750克，姜2片，盐5克，白木耳30克。

做法：将雪梨和木瓜去皮、去核、切成块；白木耳浸泡，去除根蒂部分硬结，撕成小朵，洗净。猪蹄除血水，氽烫，切成小块；将清水、姜片放入瓦煲内，煮沸后加入以上药材，大火烧开改用小火煲3小时，加盐调味即可。

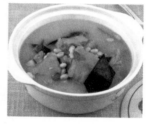

功效：生津润燥，清热化痰，舒缓筋骨。

 独活

【功效】祛风湿，止痛解表。

【释名与别名】李时珍说：独活以羌中所产的为好，所以有羌活、胡王使者等名称。又名：羌活、羌青、独摇草、护羌使者、胡王使者、长生草。

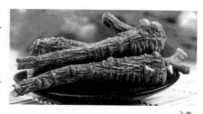

【性味】味苦、辛，性微温，无毒。

【主治】风寒湿痹，酸痛不仁，颈项难伸。去肾间风邪，泻肝气，治项强及腰脊疼痛。疗各种贼风，全身关节风痛。治各种中风湿冷，奔喘逆气，皮肤苦痒，手足挛痛劳损，风毒齿痛。治一切风证，筋骨拘挛，骨节酸痛，头晕目赤疼痛，利五脏及伏水气。

▶ 药方

当归拈痛汤		
组成	功效	主治
羌活、茵陈、黄芩、苦参、防风、升麻、葛根、猪苓、泽泻、白术、苍术、人参、知母、当归身、甘草	利湿清热，疏风止痛	外受风邪，遍身肢节烦痛，肩背沉重，脚膝生疮

● 药膳

独活黑豆米酒汤

材料：独活12克，黑豆60克，米酒100毫升。

做法：独活洗净，黑豆浸泡3小时以上，然后将汤料放入瓦煲内，加入清水2 000毫升，武火煮沸后，改为文火煲1小时，去渣取汁，兑入米酒，再煲约15分钟即可。

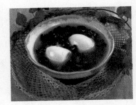

功效：祛风胜湿，通络止痛。

瞿麦

【功效】利水通淋，活血通经。

【释名与别名】瞿麦，入药始见于《神农本草经》。《本草经集注》解释了其名称由来，"子颇似麦，故名瞿麦"。又名：蘧麦、巨句麦、大菊、大兰、石

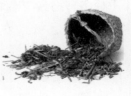

竹、南天竺草。

【性味】味苦，性寒，无毒。

【主治】主关格、各种癃闭，小便不通，去痈肿，明目去翳，破胎堕子，下瘀血。养肾气，逐膀胱邪气，止霍乱，长毛发。主治五淋，治月经不通，有破血块、排脓的作用。

▶▶ 药方

八正散		
组成	功效	主治
瞿麦、萹蓄、山栀子仁、木通、车前子、滑石、炙甘草、大黄	清热泻火，利水通淋	尿频尿急，淋沥不畅，尿色浑赤，癃闭不通，口燥咽干

● 药膳

瞿麦排毒汁

材料：苹果50克，梨子50克，小豆苗15克，果糖1大匙，莲子10克，瞿麦5克。

做法：全部药材与清水置入锅中浸泡30分钟后，以小火加热煮沸，约1分钟后关火，滤取药汁待凉。苹果、梨子洗净切小丁；小豆苗洗净切碎。全部材料、药汁放入果汁机混合搅拌即可。

功效：生津润肺，利尿，调理月经。

牛膝

【功效】活血祛瘀，补肝肾，强筋骨，利尿通淋。

【释名与别名】李时珍说：其叶似苋，其节对生，故俗有山苋、对节之称。又名：牛茎、百倍、山苋菜、对节菜。

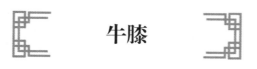

【性味】味苦、甘、酸，性平，无毒。

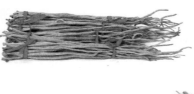

【主治】强筋，补肝脏风虚。主治寒湿痿痹，四肢痉挛，膝痛不能屈伸，可逐血气，疗伤热火烂，能堕胎。

▶ 药方

牛膝杜仲汤		
组成	功效	主治
牛膝、杜仲、续断、桑寄生	祛风除湿	肝肾不足之腰膝酸痛，下肢无力

● 药膳

牛膝冬瓜鱼丸

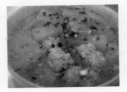

材料：鱼丸300克，冬瓜、豆腐（随自己喜爱搭配）、酱油适量，牛膝9克。

做法：将牛膝加2杯水，用小火煮取1杯量，滤渣备用。锅中加5杯水，先将鱼丸煮至将熟时，放入冬瓜、豆腐煮熟，大约3分钟。再加入牛膝药汁略煮，可根据个人口味，适当添加酱油，盛盘即可。

功效：补肝肾，强筋骨，通络活血，利尿。

天麻

【功效】息风止痉，平抑肝阳。

【释名与别名】李时珍说：赤箭以形状命名；独摇、定风以性质命名；离母、合离以根特殊而命名；神草、鬼督邮是以功效命名。又名：赤箭芝、独摇芝、定风草、离母、合离草、神草、鬼督邮。

【性味】味甘，性平，无毒。

【主治】能祛邪气，杀蛊毒恶气。久服能益气力，滋阴，轻身延年。消痈肿，下肢肿胀，寒疝便血。主治各种风湿麻痹，四肢拘挛，小儿风痫惊气，利腰膝，强筋骨。治寒湿痛痹，瘫痪不遂，语多恍惚，善惊失志。

▶▶ **药方**

天麻钩藤饮		
组成	功效	主治
天麻、钩藤、川牛膝、石决明、山栀、黄芩、杜仲、益母草、桑寄生、夜交藤、朱茯神	平肝息风，清热活血，补益肝肾	肝阳偏亢，肝风上扰证，头痛，眩晕，失眠

天麻鸡肉饭

材料：蓬莱米100克，鸡肉25克，竹笋、胡萝卜各50克，天麻5克。

做法：将鸡肉、竹笋、胡萝卜切成颗。将蓬莱米、鸡肉、竹笋、胡萝卜、天麻洗净放入有水的砂锅内。以小火煨煮，煮成稠饭即可。

功效：息风，定惊，健脑强身，镇静安眠。

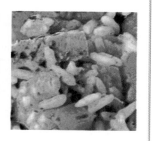

 # 防风

【功效】祛风解表，胜湿止痛，解痉。

【释名与别名】李时珍说：防，御的意思。它的作用以治风为要，所以叫防风。又名：铜芸、回芸、茴草、屏风、百枝、百蜚。

【性味】味甘，性温，无毒。

【主治】主大风，恶风头痛眩晕及风邪所致的视物不清，风行周身，骨节疼痛，烦满，久服身轻。疗胁痛，肝风，头风，四肢挛急，破伤风。治上焦风邪，泻肺实，散头目中滞气，经络中留湿。主上部出血证，能疏肝理气。

▶ 药方

羌活防风茶		
组成	功效	主治
羌活、防风、苍术、川芎、白芷、绿茶	祛风胜湿	外感风寒湿邪

● 药膳

黄芪甘草鱼汤

材料： 虱目鱼1条，芹菜少许，盐、味精、太白粉适量，防风5克，甘草5克，白术10克，红枣3颗，黄芪9克。

做法： 将虱目鱼洗净，切成薄片，放少许太白粉，轻轻搅拌均匀，腌渍20分钟，备用。药材洗净、沥干，备用。锅置火上，倒入清水，将药材与虱目鱼一起煮，用大火煮沸，再转小火续熬至味出时，放适量盐、味精调味，起锅前加入适量芹菜即可。

功效： 益气，补血壮阳，增强抵抗力。

牛蒡子

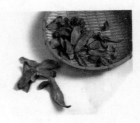

【功效】疏风清热，解毒透疹，利咽散肿。

【释名与别名】《舟氏释名本草》从气味角度释其名，认为本品气味臭，牛见之亦旁而起之，从草，药用其果实，故名牛蒡子。又名：鼠粘、牛蒡、大力子、蒡翁菜、便牵牛、蝙蝠刺。

【性味】味辛，性寒，无毒。

【主治】润肺散气，利咽膈，去皮肤过敏，通十二经。消斑疹毒，明目补中，除风伤。治疗风毒肿，各种瘘管。研末浸酒服，每日服二三盏，能除各种风证，去丹石毒，利腰脚。又在吃饭前揉捏三枚吞服，可散各种结节筋骨烦热毒。吞一枚，出痈疽根。炒研煎饮，通利小便。

▶ **药方**

消风散

组成	功效	主治
牛蒡子、蝉蜕、苍术、生地、木通、甘草、苦参、防风、当归、石膏、知母、胡麻仁、荆芥	疏风养血，清热除湿	风疹，湿疹，皮肤疹出色红，或遍身云片斑点，瘙痒，抓破后渗出津水

牛蒡子旋覆散

组成	功效	主治
牛蒡子（炒）、旋覆花各等份	祛风疏表	痰厥头痛

● **药膳**

牛蒡子杜仲羹

材料： 牛蒡子100颗，鹌鹑3只，杜仲30克，枸杞15克，生姜8克，红枣10克，盐适量。

做法： 先将洗净的鹌鹑与牛蒡子、杜仲、枸杞、生姜、去核红枣一起放入锅内，加水适量，用武火煮沸，再转用文火烧3小时，加盐调味即可。

功效： 补益肝肾，强肾壮骨。

刺蒺藜

【功效】祛风和血，平肝解郁，明目止痒。

【释名与别名】李时珍说：蒺，疾的意思；藜，利的意思；茨即刺。它的刺伤人，快而利。叫它屈人、止行，都是因为蒺藜伤人。又名：茨、旁通、屈人、止行、休羽、升推。

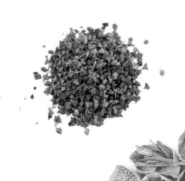

【性味】味苦、辛，性温，有小毒。

【主治】治风邪所致的大便秘结及蛔虫心腹痛。去恶血，腹部肿块，治喉痹乳难。久服长肌肉，明目轻身。治身体风痒，头痛，咳逆伤肺肺痿，止烦下气。小儿头疮，痈肿，阴溃。

▶ 药方

蒺藜玉竹丸		
组成	功效	主治
刺蒺藜（带刺炒，磨为末）、胡麻仁（泡汤去衣，捣如泥）、玉竹、金银花（炒磨为末）	止痒祛热	身体风痒，燥涩顽痹

● 药膳

五子下水汤

材料：鸡内脏1副，蒺藜子、覆盆子、车前子、菟丝子、茺蔚子各10克，姜、葱、盐适量。

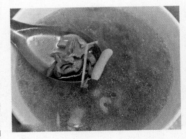

做法：将所有鸡内脏洗净、切片备用；姜洗净、切丝；葱去根须，洗净，切丝，将药材放入纱布包中，扎紧，放入锅中；锅中加适量水，至水盖住所有材料，用大火煮沸，再转成文火继续炖煮约20分钟。转中火，放入鸡内脏、姜丝、葱丝等调味，待汤沸后，加入盐调味即可。

功效：清热，缓和体虚发热，调理肾气，温肾固精。

秦艽

【功效】祛风湿，清虚热，舒筋络，止痹痛。

【释名与别名】李时珍说：秦艽产自秦中，以根呈罗纹交纠的质优，故名秦艽、秦钆。又名：秦爪。

【性味】味苦，性平，无毒。

【主治】主寒热邪气，寒湿风痹，关节疼痛，能逐水利小便。疗新久风邪，筋脉拘挛。治肺痨骨蒸、疳证及流行疾病。加牛奶冲服，利大小便，又可疗酒黄、黄疸，解酒毒，祛头风。除阳明风湿及手足不遂，治口噤、牙痛、口疮，肠风泻血，能养血荣筋，泄热益胆气，治胃热虚劳发热。

▶▶ 药方

大秦艽汤

组成	功效	主治
秦艽、甘草、独活、石膏、防风、茯苓、生地、熟地、羌活、白芷、细辛、川芎、当归、白芍、黄芩、白术	祛风清热，养血活血	风邪初中经络证，舌强不能言语，手足不能运动

秦艽丸

组成	功效	主治
川芎、当归、秦艽、荆芥穗	祛风散寒，补血和血	产后气血大虚，风邪入于头脑作痛者

◉药膳

秦艽元胡酒

材料：秦艽、元胡各50克，制草乌10克，桂枝、川芎、桑枝、鸡血藤各30克，羌活25克，白酒1 000毫升。

做法：将药材捣碎，置容器中；加入白酒，密封，浸泡7～10天后，过滤去渣，即成。

功效：祛风除湿，温经散寒，通络止痛。

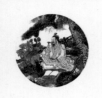

益智子

【功效】温脾止泻，暖肾，固精缩尿。

【释名与别名】李时珍说：脾主智，此物能益脾胃而得名益智子，与龙眼又名益智的意义相同。又名：益智仁。

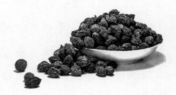

【性味】味辛，性温，无毒。

【主治】主遗精虚漏，小便淋沥，能益气安神，补虚调气，通利三焦。治风寒犯胃，多涎，能和中益气。能益脾胃，理元气，补肾虚。

▶▶ 药方

缩泉丸		
组成	功效	主治
山药、益智子、乌药	温肾祛寒，缩尿止遗	膀胱虚寒证，小便频多，遗尿不止

● 药膳

益智仁粥

材料：益智仁5克，糯米50克，细盐、枸杞少许。

做法：将益智仁研为细末，再用糯米煮粥，然后调入益智仁末、枸杞，加细盐少许，稍煮片刻，待粥稠即可。每日早晚餐温服。

功效：补肾助阳，固精缩尿。

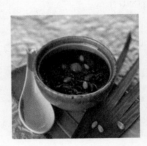

补骨脂

【功效】补肾壮阳，固精缩尿，温脾止泻。

【释名与别名】李时珍说：称此物为补骨脂是说它的功能，胡人称为婆固脂，而人们误传为破故纸。又名：破故纸、婆固脂、胡韭子。胡韭子的名称，则是因其籽的形状与韭子相似，并不是胡地所产的韭子。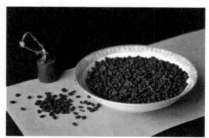

【性味】味苦、辛，性温，无毒。

【主治】主五劳七伤，风虚冷，骨髓伤败，肾虚滑精，及妇人血气堕胎。治男子腰疼，膝冷囊湿，逐诸冷顽痹，止小便，祛腹中寒气。兴阳事，明耳目。治肾泻，通命门，暖丹田，敛精神。

▶▶ 药方

四神丸		
组成	功效	主治
补骨脂、五味子、吴茱萸、肉豆蔻、生姜、红枣	温肾暖脾，固肠止泻	泄泻，不思饮食，食不消化，或腹痛肢冷，神疲乏力
青娥丸		
组成	功效	主治
补骨脂（酒浸，炒）、杜仲（去皮，姜汁浸炒）、核桃肉（去皮）	补肾助阳	肾虚腰痛

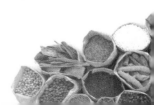

图解《本草纲目》养生小常识

补骨脂芡实鸭汤

材料： 鸭肉300克，盐1小匙，补骨脂15克，芡实50克。

做法： 将鸭肉洗净，放入沸水中汆烫，去除血水，捞出，备用。将芡实淘洗干净，与补骨脂、鸭肉一起盛入锅中，加入7碗水。用大火将汤煮开，再转用小火续炖约30分钟，加盐调味即可。

功效： 补肾养精，助阳气，开胃健脾。

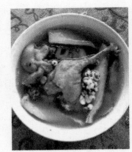

山慈菇

【功效】清热解毒，消痈散结。

【释名与别名】李时珍说：山慈菇根状如水慈菇，花状如灯笼而朱色，故有诸名。又名：金灯花、鹿蹄草。

【性味】味甘、微辛，性凉，有小毒。

【主治】治疗痈肿、疮瘘、瘰疬、结核等，用醋磨外敷。主疔肿，攻毒破皮，解各种蛊毒，蛇虫狂犬伤。其叶治疮肿，加入蜜捣烂涂疮口，等清血流出，有效。

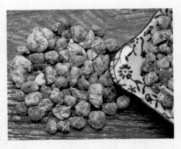

▶ **药方**

紫金锭		
组成	功效	主治
山慈菇、麝香、大戟、千金子、雄黄、朱砂	化痰开窍，辟秽解毒，消肿止痛	脘腹胀闷疼痛，恶心呕吐，泄泻，小儿痰厥，丹毒，喉风

万病解毒丸		
组成	功效	主治
山慈菇、五倍子、千金子、大戟、麝香	能解各种毒，疗诸疮，利关节	关节炎，疔毒，烂疮

● 药膳

山慈菇蜜

材料：山慈菇6克，蜂蜜适量。

做法：山慈菇煎汁，加适量蜂蜜调服。

功效：山慈菇性寒，清热散结，化痰解毒，含有秋水仙碱等成分，适用于湿热型的急性痛风发作患者，但体弱者慎服。

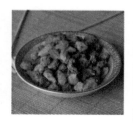

浮小麦

【功效】除热止渴，止汗，益气。

【释名与别名】李时珍说：来也作秾。许慎《说文解字》说：天降瑞麦，像芒刺之形，如足行来，所以麦字从"来"、从"秾"。又名：浮麦、浮水麦。

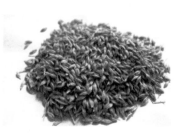

【性味】味甘，性微寒，无毒。

【主治】除热，止烦渴、咽喉干燥，利小便，补养肝气。养心气，有心病的人适宜食用。陈麦煎汤饮服，能止虚汗。将它烧灰存性，用油调和，可治各种疮及烫伤、烧伤。

第二章　从认识中药开始

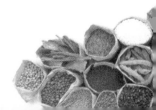

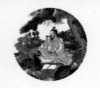

▶ **药方**

牡蛎散		
组成	功效	主治
浮小麦、黄芪、麻黄、牡蛎	益气固表，敛阴止汗	自汗，盗汗，心悸，短气烦倦

甘麦大枣汤		
组成	功效	主治
浮小麦、甘草、大枣	和中缓急，养心安神	思虑过度，心阴受损，精神恍惚，心中烦乱，睡眠不安

● **药膳**

浮小麦枣甘草萝卜汤

材料：浮小麦100克，白萝卜15克，排骨250克，盐2小匙，甘草15克，红枣10颗。

做法：浮小麦洗净，以清水浸泡1小时，沥干。排骨汆烫，捞起，冲净；白萝卜削皮、洗净、切块；甘草、红枣冲净。将所有材料盛入煮锅，加8碗水煮沸，转小火炖约40分钟，加盐即成。

功效：补血补虚，除烦，益气。

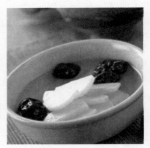

金樱子

【**功效**】固精缩尿，固崩止带，涩肠止泻。

【**释名与别名**】《雷公炮炙论》载：林檎向里子名金樱子，与此同名而已，医方中亦用林檎子者。但此时的"金樱子"实际上是"林檎"的同名异物，而非现在意义上的金樱子。又名：刺梨子、山石榴、山鸡头子。

【**性味**】味甘、酸、涩，性平，无毒。

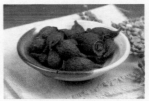

【主治】治各种腹泻，驱肠虫。治痈肿，嫩叶研烂，加少量盐涂于患处，留出一头泄气的孔。另可止金疮出血，五月五日采叶后，同桑叶、苎叶各等份，阴干后研末敷，血止伤口愈合，又称"军中一捻金"。

▶ 药方

秘元煎

组成	功效	主治
远志、山药、芡实、金樱子、枣仁、白术、茯苓、炙甘草、人参、五味子	益气养心，健脾固涩	肝肾亏虚，脾虚气陷，遗精滑精，小便频数，带浊漏下

● 药膳

加味金樱子粥

材料：金樱子15克，枳壳、棉花根各30克，粳米或糯米50克。

做法：将金樱子、枳壳、棉花根水煎取浓汁，去渣，同粳米或糯米煮粥。每日2次，温服，10日为一个疗程。

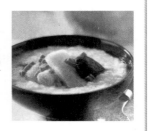

功效：收涩，固精理气，止泻。

芡实

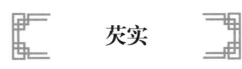

【功效】益肾固精，补脾止泻。

【释名与别名】李时珍说：芡可在歉收之年用来代替粮食，所以名芡。又名：鸡头、雁喙、雁头、鸿头、鸡雍、卵菱、水流黄。

【性味】味甘、涩，性平，无毒。

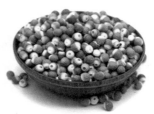

【主治】主湿痹，腰脊膝痛，补中，益精气，强志，令人耳聪目明。开胃助气，止渴益肾，治小便不禁，遗精，白浊带下。

▶▶ **药方**

水陆二仙丹		
组成	功效	主治
芡实、金樱子	补肾涩精	男子遗精白浊、小便频数，女子带下，纯属肾虚不摄者

● **药膳**

补肾固精鸭汤

材料：鸭肉600克，排骨10克，牡蛎10克，盐1小匙，蒺藜子10克，芡实50克，莲须100克，鲜莲子100克。

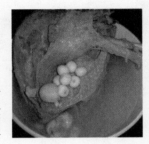

做法：将排骨、牡蛎、蒺藜子、莲须放入一个棉布袋中，扎紧；鸭肉洗净，放入沸水中氽烫，去除血水；将鲜莲子、芡实冲净，沥干。将备好的所有材料放入煮锅中，加适量水至盖过所有的材料。大火煮沸，再转小火续炖40分钟左右，最后放适量盐即可。

功效：补肾益气，壮阳固精，温阳涩精。

五味子

【功效】收敛固涩，益气生津，补肾宁心。

【释名与别名】苏恭说：五味子的皮肉甘、酸，核中辛、苦，都有咸味，五味俱全。又名：玄及、会及。

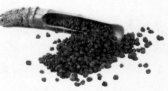

【性味】味酸、甘，性温，无毒。

【主治】益气，治咳逆上气，劳伤羸瘦，补不足，强阴，益男子精。养五脏，除热，生阴。治下气，止呕逆，补虚劳，令人体悦泽。明目，暖肾脏，壮筋骨，治风消食，疗反胃霍乱转筋，痃癖奔豚冷气，消水肿心腹气胀，止渴，除烦热，解酒毒。

▶ **药方**

小青龙汤		
组成	功效	主治
麻黄、桂枝、干姜、半夏、五味子、芍药、炙甘草、细辛	解表散寒、温肺化饮	恶寒发热，喘咳，痰涎清稀而量多，胸痞

五味子爆羊腰

材料：羊腰500克，太白粉、青椒、红椒、酱油、葱、姜、料酒适量，杜仲15克，五味子6克。

做法：将杜仲、五味子洗净，放入锅中，加适量的水，一同煎煮40分钟左右，然后去掉浮渣，加热熬成稠液，备用。羊腰洗净，处理干净筋膜和臊线，切成小块的腰花，用太白粉、料酒芡汁裹匀。烧热油锅，放入腰花、青椒、红椒、酱油、葱、姜等爆炒，熟嫩后，再加入药汁等出锅即可。

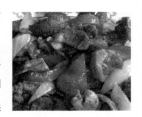

功效：补肝益肾，强腰，壮阳益胃。

苏合香

【功效】开窍辟秽，行气止痛。

【释名与别名】李时珍说：此香出自苏合国，因此得名。又名：苏合油香、苏合油。

【性味】味辛，性温，无毒。

【主治】辟恶，主温疟蛊毒癫痫，消三虫，除邪。久服，通神明，轻身延年。

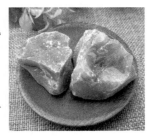

▶ **药方**

苏合香丸			
	组成	功效	主治
	白术、光明砂、麝香、诃黎勒皮、熏陆香、龙脑香、苏合香、安息香、香附、白檀香、丁香、沉香、龙脑、木香、荜茇、水牛角	温通开窍，行气止痛	突然昏倒，牙关紧闭，不省人事，心腹疼痛，甚则昏厥

● **药膳**

苏合香酒

材料： 苏合香丸50克，米酒1 000克。

做法： 将苏合香丸放入米酒中，用文火稍煮，使药丸完全溶化后备用。每日2次，每次服药酒10毫升，连服数日。

功效： 散寒通窍，温经通脉。

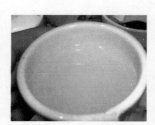

升麻

【**功效**】发表透疹，清热解毒，升举阳气。

【**释名与别名**】李时珍说：此物叶像麻，性上升，所以叫升麻。张揖《广雅》及《吴普本草》中，升麻又名周升麻。又名：周麻。

【**性味**】味微甘、辛，性微寒，无毒。

【**主治**】治阳明头痛，补脾胃，祛风邪，解肌肉间风热，疗肺痿咳唾脓血，能发浮汗。能消斑疹，行瘀血，治眩晕，胸胁虚痛，久泄下痢。

七物升麻丸

组成	功效	主治
升麻、犀角、黄芩、朴消、栀子、大黄、夏豉	清热通便	小儿痘疹，表里有热，四肢大热，便秘

● 药膳

人参升麻粥

材料：人参10克，升麻5克，粳米30克。

做法：将人参和升麻洗净，备用，将水烧开，依次加入人参、升麻、粳米，转为小火，熬制半小时。除去人参和升麻，喝粥即可。

功效：补气摄血，升阳举陷。

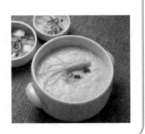

葛根

【功效】发表解肌，透发麻疹，解热生津，升阳止泻。

【释名与别名】俗话说：北有人参，南有葛根。《神农本草经》将葛根列为中品，并记载了葛根的性味和功效。又名：鸡齐、鹿藿、黄斤。

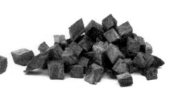

【性味】味甘、辛，性凉，无毒。

【主治】主消渴，身大热，呕吐，诸痹，起阴风，解诸毒。疗伤寒中风头痛，解肌发表出汗，开腠理，疗金疮，止胁风痛。治天行上气呕逆，开胃下气，解酒毒。治胸膈烦热发狂，止血痢，通小肠，排脓破血。还可外敷治蛇虫咬伤，毒箭伤。杀野葛、巴豆等百药毒。

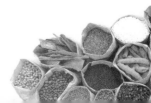

▶ **药方**

柴葛解肌汤			
组成		功效	主治
葛根、柴胡、白芷、黄芩、赤芍、甘草、知母、生地、丹皮、贝母		解肌清热	风寒感冒，无汗头痛，目痛鼻干，眼眶痛
葛根黄芩黄连汤			
组成		功效	主治
葛根、黄芩、黄连、甘草		解表清里	外感表证未解，热邪入里

● **药膳**

葛根粉甜粥

材料：白米100克，白糖适量，葛根30克。

做法：将白米洗净，用水泡发。将洗净的葛根晾干后，先剁成碎粒，再打成粉末。砂锅洗净，白米与葛根粉同入砂锅中，加600毫升水，先用大火烧开，再用文火煮至米开粥稠，起锅前放入适量白糖，搅拌均匀即可。

功效：生津解热，养肺。

菊花

【功效】疏散风热，平肝明目，清热解毒。

【释名与别名】李时珍说：按陆佃《埤雅》所说，菊本作蘜，从鞠。鞠，穷尽的意思。又名：节华、女节、女华、女茎、日精、更生、治蔷、金蕊、阴成。

【性味】味辛、甘、苦，性微寒，无毒。

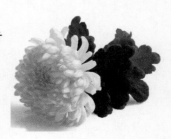

【主治】治诸风头眩肿痛，流泪，皮肤死肌，恶风及风湿性关节炎。长期服用利血气，抗衰老。治腰痛无常，除胸中烦热，安肠胃，利五脉，调四肢。治头目风热、眩晕倒地、脑颅疼痛，利血脉。

▶ **药方**

菊花散

组成	功效	主治
菊花、石膏、防风、旋覆花、枳壳、蔓荆子、甘草、羌活	疏散风热，清热解毒	风热上攻，头痛不止，口干烦热

◉ **药膳**

菊花山楂饮

材料：红茶包1袋，白糖少许，菊花10克，山楂15克。

做法：烧锅洗净，倒入适量清水。烧开后，加入菊花、山楂。待水开后，将大火转为小火，续煮10分钟。加入红茶包，待红茶入味时，用滤网将茶汁里的药渣滤出，加入适量白糖即可。

功效：散瘀消积，清肝明目，解毒。

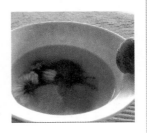

香薷

【功效】发汗解表，和中利湿，利水消肿。

【释名与别名】李时珍说：薷，本作菜。它的气味香、叶片柔，所以名香薷。因它又像蜜蜂的花房，所以俗称为蜜蜂草。又名：香菜、香茸、蜜蜂草。

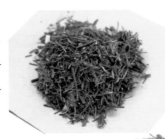

【性味】味辛，性微温，无毒。

【主治】治疗霍乱腹痛吐泻，消水肿，祛热风。突然抽筋的，取香薷煮汁顿服250克，即止。研末用水送服可止鼻出血。能下气，除烦热，治疗呕逆冷气。春季煎汤代茶饮，可预防热病，调中温胃。

▶▶ 药方

新加香薷饮		
组成	功效	主治
香薷、金银花、鲜扁豆花、厚朴、连翘	祛暑解表，清热化湿	暑温夹湿，复感外寒证，发热头痛，恶寒无汗，口渴面赤，胸闷不舒
香薷散		
组成	功效	主治
香薷、白扁豆、厚朴	祛暑解表，化湿和中	阴暑，恶寒发热，腹痛吐泻，头重身痛，无汗，胸闷

● 药膳

香薷粥

材料：香薷10克，大米100克，白糖、红枣、枸杞适量。

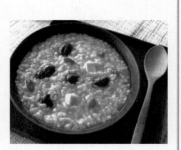

做法：将香薷择净，放入锅中，加清水适量，水煎取汁，加大米、红枣、枸杞煮粥，待熟时调入白糖，再煮一二沸即成，每日1~2剂，连续3~5天。

功效：发汗解表，祛暑化湿，利水消肿。

玉竹

【功效】滋阴润肺，生津养胃。

【释名与别名】李时珍说：按黄公绍《古今韵会》说，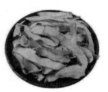
葳蕤是草木叶垂落的样子。《名医别录》写作萎蕤，是
省文。又名：女萎、萎蕤、委萎、萎香、葳蕤、地节。

【性味】味甘，性微寒，无毒。

【主治】主治中风发热、身体不能动弹，并治疗各种虚损，胸腹结气，虚
热、湿毒、腰痛，阴茎中寒，目痛、眼角溃烂流泪。用于流行疾病的恶寒
发热，内补不足，祛虚劳发热。

▶▶ 药方

加减玉竹汤		
组成	功效	主治
玉竹、葱白、淡豆豉、桔梗、薄荷、白薇、红枣、炙甘草	滋阴解表	头痛身热，微恶风寒，咳嗽，心烦，口渴
甘露汤		
组成	功效	主治
玉竹（焙）、薄荷、生姜、蜜	滋阴解表，清热	视物昏花

●药膳

玉竹粥

材料：玉竹50克、北粳米50克。

做法：将玉竹洗净，去须切细，每次50克，
加水煎汤取汁，去渣，再选用北粳米50克，加水
300毫升左右，煮成稀粥。

功效：养阴润肺，生津止渴。

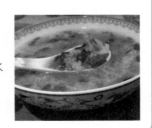

甘遂

【功效】泻水逐饮，逐痰，消肿散结。

【释名与别名】陶弘景说：甘遂，赤皮者胜，白皮者都下亦有，名草甘遂，殊恶，盖赝伪者也。又名：甘藁、陵藁、陵泽、甘泽、重泽、苦泽、白泽、主田、鬼丑。

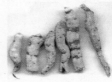

【性味】味苦，性寒，有毒。

【主治】主大腹疝瘕，腹满，面目浮肿，留饮宿食，能破癥坚积聚，利水谷道。下五水，散膀胱留热，皮中痞，热气肿满。能泻水痰，祛痰水。泻肾经及隧道水湿，治脚气，阴囊肿坠，痰迷癫痫，噎膈痞塞。

▶ 药方

甘遂汤		
组成	功效	主治
甘遂、苦杏仁、泽泻、黄芩、泽漆、茯苓、郁李仁、陈皮	泻水逐饮，破积通便	水气遍身浮肿，心胸急硬，气满上喘，小便涩

甘遂半夏汤		
组成	功效	主治
甘遂、半夏、芍药、甘草	化痰逐饮	治留饮脉伏，其人欲自利，利后虽自觉轻快，但心下仍然坚满者

◉ 药膳

百杯散

材料：甘遂30克，葛花30克，橘皮30克。

做法：先将甘遂、葛花和橘皮分别洗净，晾干．然后一起切细，加水1升，先用大火烧开，然后改用小火炖半小时，除去药渣即可。

功效：理肠胃，解酒毒。适用于饮酒过多，胸膈痞闷，饮食不快及一切酒病。

淡竹叶

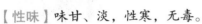

【功效】清热除烦，生津，利尿。

【释名与别名】李时珍说：竹字象形。又名：竹叶、迷身草。

【性味】味甘、淡，性寒，无毒。

【主治】主胸中痰热，咳逆上气，吐血，热毒风。止消渴，压丹石毒。消痰，治狂热烦闷，中风失语，壮热头痛头风，止惊悸，瘟疫迷闷，孕妇头旋倒地，小儿惊痫。喉痹，鬼疰恶气，烦热，杀小虫。凉心经，益元气，除热缓脾。煎浓汁，漱齿中出血，洗可治脱肛不收。

▶▶ 药方

竹叶柳蒡汤		
组成	功效	主治
淡竹叶、西河柳、葛根、蝉蜕、薄荷、荆芥穗、知母、玄参、麦冬、鼠粘子、甘草	透疹解表，清热生津	痧疹透发不出，喘咳，烦闷躁乱，咽喉肿痛
竹叶石膏汤		
组成	功效	主治
竹叶、石膏、半夏、麦冬、人参、粳米、甘草	清热生津，益气和胃	身热多汗，心胸烦闷，气逆欲呕，口干喜饮

● 药膳

竹叶酒

材料：淡竹叶30克，白酒500克。

做法：将淡竹叶洗净，剪成2厘米长的节，放入纱布袋内，扎紧口，放入酒罐中。将白酒倒入酒罐中，盖好盖，浸泡3天后即可饮用。

功效：祛风热，畅心神。

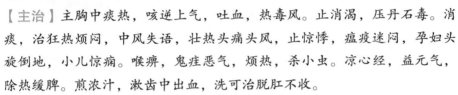

大黄

【功效】攻积滞，清热泻火，凉血解毒。

【释名与别名】陶弘景说：大黄，是因其颜色而得名。又名：黄良、将军、火参、肤如。

【性味】味苦，性寒，无毒。

【主治】能下瘀血，除寒热，破肿块，去留饮宿食，排出肠道积滞，通利水谷，调中化食，安和五脏。可平胃下气，除痰湿，肠间积热。宣通气积，调血脉，利关节，泻壅滞水气，温瘴热疟。泻各种实热不通，除下焦湿热，消宿食，泻心下痞满。

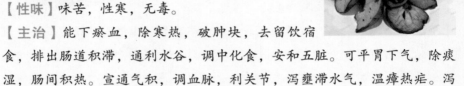

▶▶ **药方**

温脾汤		
组成	功效	主治
大黄、附子、人参、芒硝、甘草、干姜、当归	攻下冷积，温补脾阳	阳虚冷积证，便秘腹痛，脐下绞痛，手足冰凉

● 药膳

大黄槐花饮

材料：大黄4克，槐花30克，蜂蜜15克，绿茶2克。

做法：先将大黄拣杂，洗净，晾干或切成片，放入砂锅，加水适量，煎煮5分钟，去渣，留汁，待用。锅中加槐花、绿茶，加清水适量，煮沸，倒入大黄煎汁，离火，稍凉，趁温热时，调拌入蜂蜜即成。

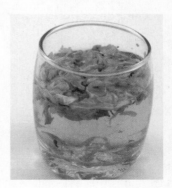

功效：清热解毒，凉血止血。

牵牛子

【功效】泻水通便，消痰涤饮，杀虫攻积。

【释名与别名】陶弘景说：此药始出田野，人牵牛谢药，故以名之。又名：黑丑、草金铃。

【性味】味苦，性寒，有毒。

【主治】主下气，疗脚满水肿，除风毒，利小便。治腹部肿块气结，利大小便，除虚肿，落胎。治腰痛，下寒性脓液，为泻蛊毒药，疗一切气壅滞。与山茱萸同服，去水病。除气分湿热，三焦壅结。能祛痰消饮，通大肠气秘，杀虫，达命门。

▶▶ 药方

牵牛子散		
组成	功效	主治
牵牛子、木香、郁李仁、青皮、木通、枳壳、肉桂	泻水通便，消痰涤饮，杀虫攻积	水肿胀满，二便不通，痰饮积聚，气逆喘咳，虫积腹痛，蛔虫、绦虫病
牵牛子厚朴汤		
组成	功效	主治
黑牵牛子末、厚朴	祛湿利尿	湿气中满，足胫微肿，小便不利，气急咳嗽

● 药膳

牵牛子粥

材料：牵牛子粉末1克，粳米50~100克，生姜2片。

做法：先用粳米煮粥，待煮沸后放入牵牛子粉末及生姜，煮成稀粥服食。空腹食用，从小量开始逐渐增量。

功效：通便下气，泻水消肿。适用于大便秘结，小便不利，水肿，脚气浮肿。

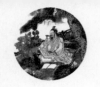

紫菀

【功效】润肺下气，消痰止咳。

【释名与别名】李时珍说：其根色紫而柔软，所以叫紫菀。又名：青菀、紫蒨、返魂草、夜牵牛。

【性味】味苦、辛，性温，无毒。

【主治】主咳嗽上气，胸中寒热结气。能去蛊毒、痿蹶，安五脏。疗咳嗽吐脓血，止哮喘、心悸，治五劳体虚，补中气不足，疗小儿惊痫。治尸疰，补虚顺气，疗劳作气虚发热。调中，消痰止咳，润肌肤，添骨髓，益肺气。

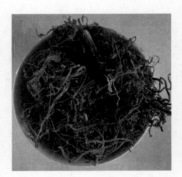

▶ 药方

止嗽散		
组成	功效	主治
紫菀、百部、白前、桔梗、荆芥、陈皮、甘草	宣利肺气，疏风止咳	风邪犯肺证，咳嗽咽痒，咯痰不爽，或微有恶风发热

● 药膳

紫菀款冬羊肺汤

材料：紫菀15克，款冬花15克，羊肺1副，调料适量。

做法：将羊肺用清水洗干净，与紫菀、款冬花共煮，将熟时加入调料。

功效：滋补肺阴，止咳定喘。

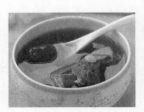

肉苁蓉

【功效】补肾阳，益精血，润肠通便。

【释名与别名】李时珍说：此物补而不峻猛，所以有从容之号。从容，和缓的样子。又名：肉松容、黑司命。

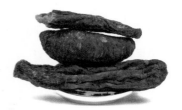

【性味】味甘、咸，性温，无毒。

【主治】主五劳七伤，补中，除阴茎寒热痛，养五脏，强阴益精气，增强生育能力。治妇女腹内积块，久服则轻身益髓。除膀胱邪气及腰痛，止痢。能益髓，使面色红润，延年益寿。大补有壮阳之功，并疗女子血崩。治男子阳衰不育、女子阴衰不孕。能滋五脏，生肌肉，暖腰膝。

▶ 药方

济川煎		
组成	功效	主治
肉苁蓉、当归、牛膝、泽泻、升麻、枳壳	润肠通便，温肾益精	肾虚，大便秘结，小便清长，腰虚软

● 药膳

黑豆苁蓉汤

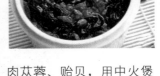

材料： 黑豆250克，肉苁蓉10克，贻贝200克，生姜少许、粗盐适量。

做法： 铁锅不加油将黑豆炒至裂开，用清水洗去浮渣，晾干。用清水洗净肉苁蓉、贻贝，生姜切片备用。在煲锅内放入适量的清水，将生姜投入其中，开大火煮沸。放入黑豆、肉苁蓉、贻贝，用中火煲煮3小时，起锅前加入少许粗盐调味即可。

功效： 补气养血，补肝肾，补肾益精。

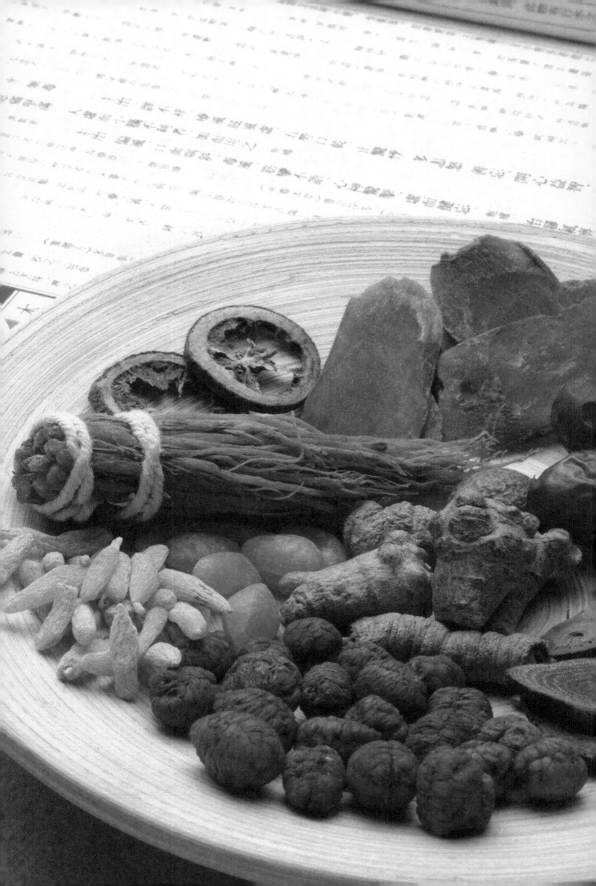

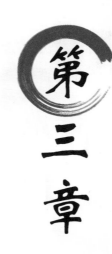

第三章 常见疾病养生药膳

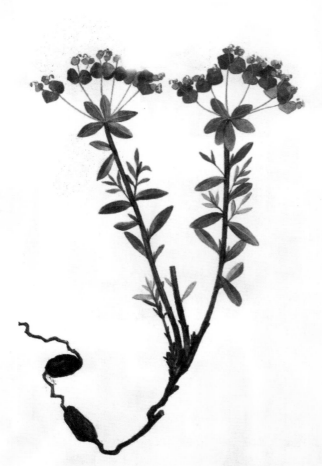

第一节　养心安神，心烦失眠不再有

　　生活中有时会莫名其妙地出现心神不安的情况，这往往与阴虚心肾不交有关，心肾不交就会出现心悸、健忘、失眠多梦、精神恍惚等症状。调理应当清热、育阴、交心肾，以达到养心安神的目的。

　　养心安神的常用中药有莲子、灵芝、龙眼肉、天冬、酸枣仁、合欢皮、首乌藤、麦冬、柏子仁、远志、小麦、石菖蒲等。

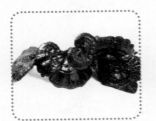
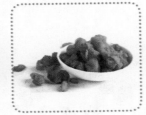
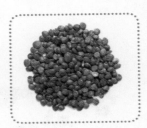
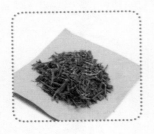
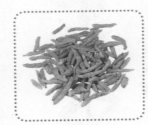
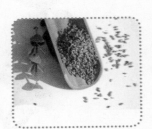

紧张易怒

　　在快节奏的生活中，人常常紧张易怒。其实紧张易怒有时并非环境使然，也与身体状况有关。

　　▶▶ 推荐中药：莲子、灵芝、龙眼肉。

　　● 莲子

　　《本草纲目》记载，莲子交心肾，厚肠胃，固精气。

莲子性平，味甘、涩，归心、肾经，有养心安神、健脑益智、消除疲劳的功效。莲子心所含生物碱有抗心律失常作用，还具有降血糖，促进脂肪分解的作用。

【莲子猪心汤】

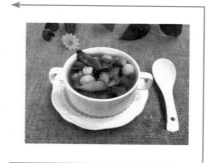

材料：猪心1个，莲子、太子参各30克，龙眼肉15克，盐适量。

做法：（1）猪心洗净切块。

（2）把除盐以外的全部材料放入锅内，加清水适量，大火煮沸后，小火煲2小时，加盐调味即可。

● 灵芝

《本草纲目》记载，灵芝疗虚劳。

灵芝性平，味甘，归心、肝、肺、肾经，自古以来就被认为是吉祥、富贵、美好、长寿的象征，有"仙草"之称，可调节人体免疫力、调节血糖、控制血压、保肝护肝、缓解紧张情绪。

【灵芝山药鲤鱼汤】

材料：鲤鱼500克，灵芝12克，淮山药（干）30克，生姜3片，盐适量。

做法：（1）将鲤鱼宰杀，去鳞、鳃及肠杂，洗净切块备用。

（2）生姜洗净，切片。

（3）把除盐以外的全部材料放入锅内，加清水适量，大火煮沸后，小火煮1小时，加盐调味即可。

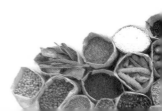

● 龙眼肉

《本草纲目》记载，龙眼肉开胃益脾，补虚长智。

龙眼肉性温，味甘，归心、脾经，有开胃益脾、养血安神、补虚长智的功效。《神农本草经》记载，龙眼肉治疗五脏邪气，安志厌食。

【龙眼银耳羹】

材料：银耳10克，龙眼肉10克，大枣5颗，冰糖少许。

做法：（1）用温水将银耳发开，去除根蒂。

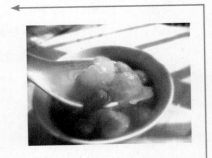

（2）把龙眼肉和大枣洗净切碎，和银耳一起加少许冰糖，放碗中蒸1小时即可食用。

小贴士 有风寒咳嗽或湿热生痰者不可食用。

心烦

有时尽管没什么烦恼的事，心里也总是烦闷的，容易发脾气，这在中医上就叫"五心烦热"。一般女性表现较多，多是阴虚、血虚所致。

▶ 推荐中药：天冬、酸枣仁。

● 天冬

《本草纲目》记载，天冬润燥滋阴，清金降火（清肺热）。

天冬性寒，味甘、苦，归肺、肾经，具有养阴润燥、除烦、清肺降火的功效。

【二冬除烦茶】

材料：天冬、麦冬各15克，蜂蜜适量。

做法：将天冬、麦冬洗净，用适量水煎取汁，代茶饮用。可加少许蜂蜜调味。

小贴士 阴虚烦热者服之有效。

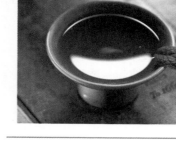

● 酸枣仁

《本草纲目》记载，酸枣仁甘而润，故熟用疗胆虚不得眠，烦渴虚汗之证……专以为心家药。

酸枣仁味酸、甘，性平，有养肝、宁心、安神、敛汗的功效，中医多用来治虚烦不眠、惊悸怔忡、烦渴、虚汗等。

【酸枣仁粥】

材料：粳米100克，酸枣仁15克，冰糖10克。

做法：（1）将酸枣仁放入干锅炒黄，研末备用。

（2）粳米淘洗干净，浸泡半小时后放入锅中，加入约1 000毫升冷水，用大火煮沸后改用小火熬煮。

（3）粥将稠时加入酸枣仁末，续煮至粥成，加冰糖调味即可。

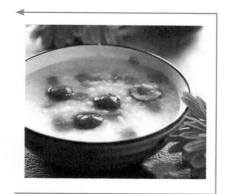

失眠

失眠在中医上称为"目不瞑"或"不得眠"，认为失眠原因主要有两

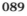

种：一是其他病证影响，如咳嗽、呕吐、腹满等；二是气血阴阳失和。

▶▶ 推荐中药：合欢皮、首乌藤。

● 合欢皮

《神农本草经》记载，合欢皮味甘，性平。主安五脏，利心志，令人欢乐无忧。

合欢皮味甘，性平，有解郁、和血、宁心、消痈肿之功，主治心神不安、忧郁、失眠、痈肿、筋骨折伤等，常用于情志不遂、忧郁而致失眠、心神不宁等。

【合欢酒】

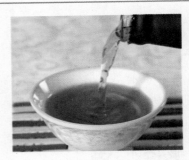

材料：合欢皮50克，黄酒250毫升。

做法：将合欢皮掰碎，浸于黄酒中，密封置于阴凉处。每日晃动2次，2周后开封去渣，每日饮用2次，每次20毫升。

● 首乌藤

《饮片新参》记载，首乌藤养肝肾，止虚汗，安神催眠。

首乌藤是何首乌的藤茎，性平，味甘，归心、肝经，有养血安神、祛风通络的功效，主治阴虚血少、虚烦不眠、风湿痹痛、皮肤痒疹等，对阴虚血少所致的失眠有很好的疗效。

【乌鸡交藤煲】

材料：乌鸡1只，首乌藤30克，姜3片，盐、料酒少许。

做法：（1）将乌鸡洗净剁块，入沸水中焯一下，再用凉水冲洗。

（2）将乌鸡块放于汤煲中，加入首乌藤、姜片、盐、料酒和水，大火烧开，改小火煲至乌鸡肉熟烂，拣去首乌藤即可。

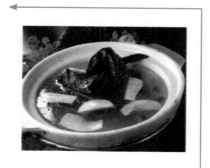

心悸

心悸是因外感或内伤，致气血阴阳亏虚，心失所养；或痰饮瘀血阻滞、心脉不畅，引起心中急剧跳动、惊慌不安，甚则不能自主。

▶▶ 推荐中药：麦冬、柏子仁、远志、小麦。

● 麦冬

《本草汇言》记载，麦冬清心润肺之药也。主心气不足，惊悸怔忡，健忘恍惚，精神失守。

麦冬性微寒，味甘、微苦，归肺、胃、心经，具有养阴润肺、益胃生津、清心除烦的功效，主治心气不足、惊悸怔忡、健忘恍惚、精神失守、肺热肺燥等。

【百合麦冬粥】

材料：粳米50克，百合30克，麦冬、沙参各9克，桑葚10克，龙眼肉6克，枸杞、红枣、冰糖适量。

做法：将上述材料除冰糖外放入锅中，加水煮成粥，食用时加适量冰糖。

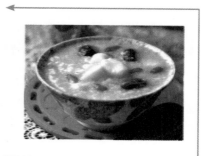

● 柏子仁

> 《本草纲目》记载，柏子仁味甘而补，辛而能润，其气清香，能透心肾，益脾胃，盖上品药也。

柏子仁味甘，性平，归心、肾、大肠经，具有养心安神、敛汗、润肠通便的功效，主治惊悸、失眠、遗精、盗汗、便秘等。柏子仁煮粥食用，对长期失眠、心慌心悸，或自汗、盗汗的中老年人来说非常合适。

【柏子仁炖猪心】

材料：猪心200克，柏子仁10克，大枣（干）5颗，生姜、盐适量。

做法：（1）猪心洗净切成块；大枣、生姜洗净。

（2）把猪心、柏子仁、大枣、生姜一起放入炖盅内，加开水适量，炖盅加盖，小火，隔水炖3小时，食用时加盐调味即可。

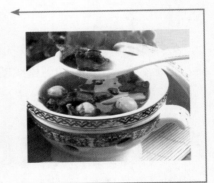

● 远志

> 《本草纲目》记载，此草（指远志）服之能益智强志，故有远志之称。

远志性温，味苦、辛，性善宣泄通达，既能开心气而宁心安神，又能通肾气而强志不忘，为疏通心肾、安定神志、益智强识的佳品，用于心肾不交引起的失眠多梦、健忘惊悸、神志恍惚等。

【远志安神鸡】

材料：远志5克，母鸡1只，生姜5片，葱3段，料酒、盐、枸杞适量。

做法：（1）将远志用清水浸泡2小时；母鸡去内脏、去头，洗净，剁成块。

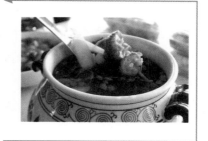

（2）将鸡块焯水后冲洗干净，放入砂锅中，加入远志（浸泡的水也一起倒入）、生姜片、葱段、料酒、枸杞，大火煮沸后改小火煲2小时，加盐调味即可。

● 小麦

> 中医认为，小麦甘润养心，食之可养心安神，能减少或治疗心悸症状。

小麦味甘，性微寒，归心经，具有养心安神、除烦益气的功效，主治心神不宁、失眠、妇女脏躁、烦躁不安、精神抑郁、悲伤欲哭等。对自汗、盗汗、骨蒸劳热也有疗效。

【小麦红枣甘草汤】

材料：小麦60～100克，红枣10颗，炙甘草6克。

做法：将小麦、红枣、炙甘草洗净，一同煎水代茶饮。

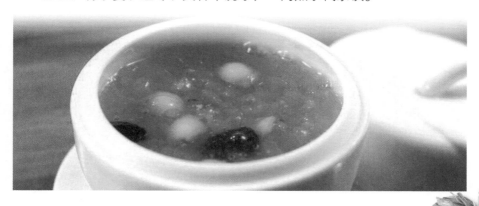

健忘

中医认为，心主血脉与神志，与精神、意识思维活动有关。脾为后天气血生化之源，提供全身的营养。如果思虑过度、劳伤心脾，可导致健忘、神疲乏力。

▶ 推荐中药：石菖蒲、龙眼肉。

● 石菖蒲

《本草纲目》记载，石菖蒲气温，心气不足者用之。

石菖蒲味辛、苦，性温，归心、胃经，有化湿开胃、开窍豁痰、醒神益智的功效，主治神昏癫痫、健忘耳聋等。适用于痰湿蒙蔽清窍所致的神志不清、耳聋目昏、精神迟钝。

【石菖蒲酒】

材料：石菖蒲5克，冰糖60克，白酒500毫升。

做法：取干净容器，放入冰糖，加少量沸水溶解，放入石菖蒲、白酒，搅拌均匀。将容器盖紧，放阴凉处储存20天即可适量饮用。

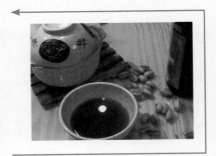

第二节 疏肝理气，心情舒畅无病痛

按五行而论，肝属木而性喜条达，主疏泄，为藏血之脏。如果情志不遂，肝木失于条达，肝体失于柔和，就会导致肝气横逆、郁结，呈现种种病变，如会直接引发肝脏疾病。肝血失调还会引发痛经、月经不调等。疏肝理气可使肝脏气机得以顺畅，肝脏功能得以恢复和加强。

疏肝理气的常用中药有佛手、郁金、香附、玫瑰花、月季花等。

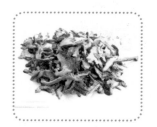
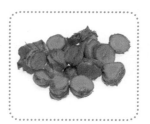
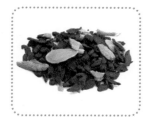
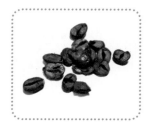
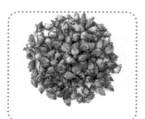
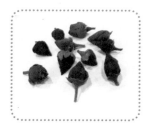

胸闷胁痛

肝失疏泄、脾失健运、心失所养或脏腑阴阳气血失调，可致胸胁胀满疼痛。一般多以胸胁部为主，以满闷发胀为多见，即或有疼痛一般也较轻，胀满的感觉持续存在。

▶ 推荐中药：佛手、郁金、香附。

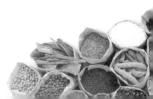

● 佛手

《本草再新》记载，佛手治气疏肝，和胃化痰，破积。

佛手有理气化痰、止咳消胀、疏肝健脾和胃等功效，用于肝胃气滞、胸胁胀痛、胃脘痞满、食少呕吐。

【佛手酒】

材料：佛手30克，白酒1 000毫升。

做法：将佛手洗净，用清水润透后切小方片，待风吹略收水汽后，放入坛内，注入白酒，封口浸泡；每隔5天摇动1次，10天后滤去药渣即成。每日1次，每次20毫升。

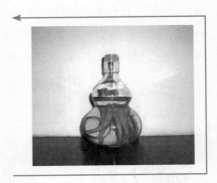

● 郁金

《本草纲目》记载，郁金治血气心腹痛，产后败血冲心欲死，失心癫狂。

郁金性寒，味辛、苦，有活血止痛、行气解郁、清心凉血、退黄利胆的功效，用于经闭痛经、胸腹胀痛、热病神昏、癫痫发狂、黄疸尿赤。郁金对肝损伤有保护作用。

【荷叶郁金粥】

材料：粳米100克，荷叶20克，郁金15克，山楂（干）30克，冰糖10克。

做法：（1）荷叶撕成小块，和郁金一同用大火煮15分钟，取汁。

（2）把粳米、山楂和冰糖放进汤

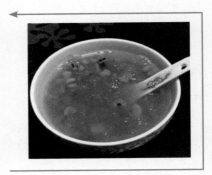

汁里，大火煮20分钟，再改小火煮10分钟即可。

● 香附

《本草纲目》记载，香附散时气寒疫，利三焦，解六郁，消饮食积聚，痰饮痞满，跗肿，腹胀。

香附性平，味辛、微甘、微苦，归肝、脾、三焦经，具有理气解郁、调经止痛的功效，自古以来就是行气解郁的良药，用于肝郁气滞、胸胁脘腹胀痛、消化不良、月经不调、经闭痛经、寒疝腹痛、乳房胀痛等。

【香附麦片粥】

材料：燕麦片100克，香附10克。

做法：（1）锅中倒入4杯水，放入香附煮开，再转用中火，熬煮至汤汁剩下原来的3/4，滤出汤汁备用。

（2）将燕麦片放入锅中，倒入熬好的汤汁煮开，转小火煮至熟烂即可。

月经不调

月经不调表现为月经周期或出血量的异常，或是月经前、经期时腹痛及全身症状。病因可能是器质性病变或是内分泌失调。情志积郁不畅也是导致月经不调的重要原因。

▶▶ 推荐中药：玫瑰花、月季花。

● 玫瑰花

《本草纲目拾遗》记载，玫瑰花能和血行血，理气。

玫瑰花性温，味甘、微苦，有行气解郁、和血、止痛的功效，改善月经不调可用其泡茶、煎汤、浸酒、熬膏等内服。

【玫瑰花益母茶】

材料：玫瑰花6克，益母草30克，红糖15克。

做法：将玫瑰花和益母草加水煎煮10分钟，加入红糖略煮即可。分3次服。

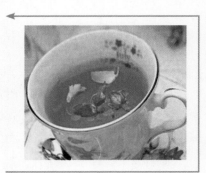

● 月季花

《本草纲目》记载，月季花活血消肿，敷毒。

月季花味甘，性温，归肝经，有活血调经、疏肝解郁的功效。由于月季花的祛瘀、行气、止痛作用明显，故常用于治疗月经不调、痛经等病证。

【月季花龙眼糯米粥】

材料：月季花4朵，龙眼肉30克，糯米60克，枸杞、白糖适量。

做法：（1）糯米洗净，浸泡1小时。

（2）砂锅内放适量清水，放入糯米，大火煮开，小火煮20分钟，加入龙眼肉、枸杞再小火煮20分钟。

（3）放入月季花，加入白糖，搅匀，煮3分钟即可。

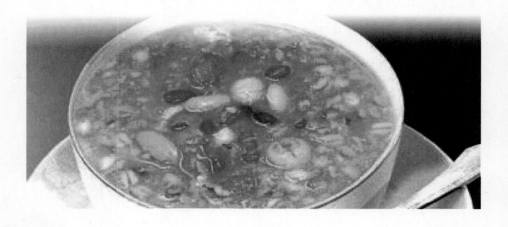

第三节　补脾健胃，肠胃轻松胃口好

由于饮食结构失调或者饮食不规律，日常生活中少不了出现食积、消化不良的情况。家中常备补脾健胃、有助于消化的中药，让你的肠胃轻松摆脱重负，保持动力。

补脾健胃的常用中药有山楂、麦芽、鸡内金、谷芽、乌梅、陈皮、砂仁、肉豆蔻等。

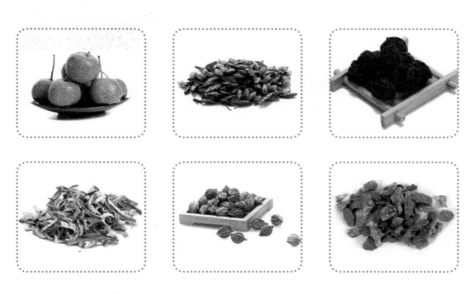

消化不良

消化不良是由胃动力障碍所引起的疾病。症状常见反复或持续性上腹疼痛或自觉上腹不适，常在餐后加重。一般表现为腹胀、易饱、反酸、嗳气，也有恶心、呕吐等症状。

▶▶ 推荐中药：山楂、麦芽、鸡内金。

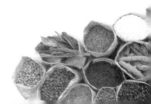

● 山楂

　　《本草纲目》记载，山楂凡脾弱，食物不克化，胸腹酸刺胀闷者，于每食后嚼二三枚绝佳。

　　山楂味酸、甘，性微温，归脾、胃、肝经，有健脾胃、助消化、行气散瘀、化浊降脂等功效，有消除肉食积滞的作用。

【山楂粥】

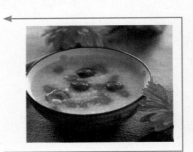

　　材料： 山楂（干）20克，糯米50克。

　　做法： 糯米洗净煮粥，山楂去籽，在粥快煮成时放入，煮烂即可。

● 麦芽

　　《本草纲目》记载，麦蘖、谷芽、粟蘖，皆能消导米面诸果食积。

　　麦芽性平，味甘，归脾、胃经，具有行气消食、健脾开胃、回乳消胀的功效，用于食积不消、脘腹胀痛、脾虚食少、乳汁淤积、乳房胀痛、妇女断乳等。

【炒麦芽肉片汤】

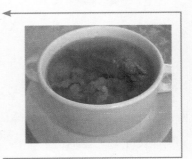

　　材料： 麦芽150克，猪瘦肉240克，盐3克，生抽少许。

　　做法：（1）麦芽放于锅中炒至微黄。

　　（2）猪瘦肉洗净，切片，加少许生抽，腌透入味。

　　（3）将炒麦芽放入煲滚的水中，继续煲45分钟。放入猪瘦肉，煮至猪瘦肉熟透，加盐调味即可。

● 鸡内金

　　鸡内金性平，味甘，归脾、胃、小肠、膀胱经。鸡内金能促进胃腺分泌，还能增强胃运动，加快胃排空，故而有开胃消食的功效，对过多食用米面、薯芋、肉食引起的食滞证有较好的食疗效果。

【鸡内金山药蜂蜜饮】

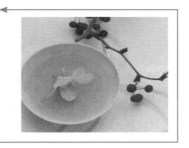

　　材料：山药30克，鸡内金9克，蜂蜜15克。

　　做法：将山药、鸡内金加水煎取药汁，调入蜂蜜搅匀。每日1次，分2次温服。

腹胀

　　胃脘胀满多因表邪内陷、饮食不节、痰湿阻滞、情志失调，或脾胃虚弱等导致脾胃功能失调、胃气壅塞而成。常感胸脘满闷不舒，一般按之柔软，压之不痛，视之无胀大。

▶▶ 推荐中药：谷芽。

● 谷芽

　　谷芽是粟（小米）的成熟果实经发芽干燥而成，富含蛋白质酶、维生素、淀粉以及蛋白质等多种营养物质，有助于蛋白质消化，能消食开胃，增加食欲。此外，谷芽还可行气、和中、消胀。

【谷芽麦芽鸭肫汤】

材料：谷芽、麦芽各30克，鸭肫（鲜品）1个，盐适量。

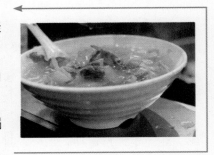

做法：（1）将鸭肫剖开，去除肫内污物，但不要除去鸭内金，洗净后切片。

（2）将除盐以外的材料全部放入锅内，加清水适量，小火煮约1小时至熟，加盐调味即成。

小贴士 小儿食积腹胀、消化不好时，最宜服用。

食欲缺乏

食欲缺乏是指对食物缺乏需求的欲望，严重的食欲缺乏可发展为厌食。过度的体力劳动或脑力劳动、饥饱不均、情绪紧张、暴饮暴食等都可能导致食欲缺乏。

▶▶ 推荐中药：乌梅、陈皮。

● 乌梅

> 《本草纲目》记载，乌梅敛肺涩肠，治久嗽，泻痢，反胃噎膈，蛔厥吐利。

乌梅中的酸性物质能够刺激唾液腺、胃腺分泌消化液，从而促进食欲、帮助消化。乌梅富含儿茶素，还能够润滑肠道、促进肠蠕动，有效防治便秘。

【乌梅炖玉珠】

材料：乌梅7颗，鹌鹑蛋8个，红糖30克。

做法：将乌梅用温水泡透。鹌鹑蛋煮熟后去壳，同乌梅一起放入炖盅内，加清水、红糖，隔水炖1小时即成。

● 陈皮

陈皮为橘的干燥果皮，贮藏的时间越长越好。陈皮所含挥发油对肠胃道有温和刺激作用，可促进消化液的分泌，排除肠管内积气，增加食欲。中医认为它有健脾、燥湿化痰、解腻、降逆止呕的功效。

【陈皮瘦肉粥】

材料：大米100克，猪瘦肉100克，陈皮10克，葱末、姜末、料酒、酱油、盐适量。

做法：（1）将陈皮浸透；猪瘦肉洗净切末，加葱末、姜末、料酒、酱油煸炒至熟。

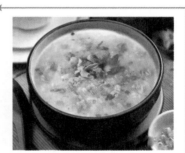

（2）锅中加入约1 500毫升冷水，将大米和陈皮放入，大火烧沸，加入猪瘦肉，改小火熬煮。

（3）见粥变浓稠，下盐调味，稍焖片刻即可。

腹泻

腹泻是指排便次数增多、粪便稀薄、排水样便或含有脓血的水样便。肠胃功能失调是造成腹泻的主要原因。此外，老年人由于脏腑功能衰退，患病时也常易发生腹泻。

▶ 推荐中药：砂仁、肉豆蔻。

● 砂仁

砂仁性温，味辛，归脾、胃、肾经，有化湿开胃、温脾止泻、理气安胎的功效，用于湿浊中阻、脘痞不饥、脾胃虚寒、呕吐泄泻等。

【砂仁粥】

材料：粳米500克，砂仁3克，红枣1颗。

做法：（1）将粳米洗净，放入锅内，加入红枣，加水适量，大火煮沸后改小火煮成粥。

（2）将砂仁研成细末，加入粥中搅匀，再煮沸即成。

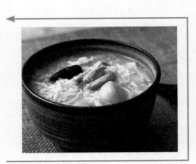

● 肉豆蔻

《本草纲目》记载，肉豆蔻暖脾胃，固大肠。

肉豆蔻性温，味辛，归脾、胃、大肠经，有温中行气、涩肠止泻的功效，用于虚泻、冷痢、脘腹胀痛、食少呕吐、宿食不消。肉豆蔻所含挥发油对肠胃道有刺激作用，能够加快肠胃蠕动，对消化不良性腹泻有效。

【豆蔻粥】

材料：肉豆蔻6克，生姜2片，大米50克。

做法：（1）将肉豆蔻捣碎，研为细末；大米洗净煮粥。

（2）待米粥煮沸后加入肉豆蔻末及生姜，一同煮熟即可。

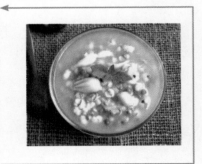

小贴士 胃脘痛并见口干苦、大便秘结、舌质红、苔黄者不宜服用。

第四节　益肾固精，生活和谐人精神

中医认为，肾为先天之本，肾阳能促进人体的新陈代谢即气化过程，促进精血、津液的化生并使之转化为能量。肾精亏损会引发各种疾病，如头晕耳鸣、腰膝酸软、少寐健忘、遗精尿频、潮热盗汗、口干或形寒肢冷等。

益肾固精的常用中药有芡实、莲须、核桃仁、锁阳、肉苁蓉、金樱子、白果、沙苑子、山茱萸、女贞子、菟丝子、淫羊藿、蛤蚧等。

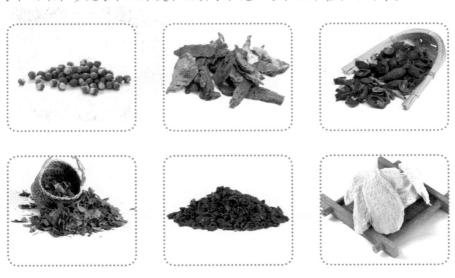

遗精早泄

遗精早泄多因脾肾亏虚、精关不固，或火旺湿热、扰动精室所致。本病发病因素比较复杂，主要有房事不节、先天不足、用心过度、思欲不遂、饮食不节、湿热侵袭等。

▶ 推荐中药：芡实、莲须、核桃仁。

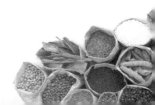

● 芡实

> 《本草纲目》记载，芡实益肾，治遗精。

芡实性平，味甘、涩，能固肾涩精、补脾止泻、除湿止带。明代医家缪希雍称其为补脾胃，固精气之药也。古代不少治疗遗精早泄的名方，如金锁固精丸、玉锁丹、水陆二仙丹等，均以芡实为主。

【莲子芡实粥】

材料：糯米80克，莲子、芡实各50克，冰糖15克，枸杞少许。

做法：（1）将糯米、莲子、芡实洗净，用冷水浸泡3小时。

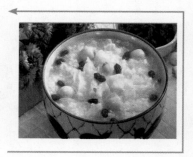

（2）将糯米、莲子、芡实、枸杞放入锅中，加水熬煮成粥，加冰糖调味即可。

● 莲须

> 《本草纲目》记载，莲须甘涩，清心，通肾固精。

莲须是睡莲科植物莲的雄蕊，味甘、涩，性平，归心、肾经，有固肾涩精的功效。适宜心肾不交、阴虚火旺型遗精早泄者服用。缪希雍的《本草经疏》认为莲须治梦遗精滑最良。

【莲须芡实瘦肉汤】

材料：猪瘦肉250克，莲须12克，芡实30克，莲子肉30克，盐适量。

做法：（1）猪瘦肉洗净，切块；莲须、芡实、莲子肉洗净。

（2）把除盐以外的全部材料放入锅内，加清水适量，大火煮沸后改小火慢煲约2小时，加盐调味即可。

● 核桃仁

核桃仁性温，味甘，归肺、大肠、肾经，能补肾、温肺、润肠通便，为滋补强壮食品。核桃仁能润养，皮能敛涩。明代医家缪希雍称胡桃能入肾固精，故肾虚遗精者宜食之。

【核桃炒明虾】

材料：胡萝卜、青笋各250克，核桃3颗，虾仁20克，盐适量。

做法：（1）胡萝卜、青笋洗净，切成3厘米长的段；虾仁用温开水浸泡30分钟后再洗净；核桃去壳取肉。

（2）锅加热下油，烧至八成热后入胡萝卜、青笋、虾仁，改用中火炒至熟后，下核桃肉翻炒至熟，加盐调味即可。

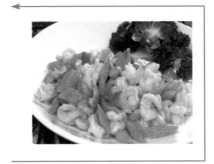

阳痿

阳痿是由于虚损、惊恐、湿热等原因，致使宗筋失养而弛纵所致，常表现为阴茎痿弱不起、临房举而不坚，或坚而不能持久。补肾固精才能从根本上解决问题。

▶▶ 推荐中药：锁阳、肉苁蓉。

● 锁阳

锁阳又名不老药，有补肾润肠的功效，主治阳痿、尿血、血枯便秘、腰膝痿弱。

【强身酒】

材料： 锁阳、枸杞各50克，甘草25克，白酒1 000毫升。

做法： 将锁阳捣碎，和枸杞、甘草一同放入容器中，加白酒，密封浸泡14天，每日摇晃1～2次，去渣取汁。每日温服2次，每次20毫升。

● 肉苁蓉

《本草汇言》记载，肉苁蓉养命门，滋肾气，补精血之药也。

肉苁蓉性温，味甘、咸，归肾、大肠经，具有补肾阳、益精血、润肠通便的功效，是历代补肾壮阳类处方中使用频度较高的补益药物之一。

【羊肉肉苁蓉汤】

材料： 羊肉200克，肉苁断各12克，绿豆5克（或萝卜5片），葱2段，姜3片，盐适量。

做法： （1）将羊肉切块，入锅内与绿豆或萝卜加水煮，暂不放料，煮沸约15分钟。

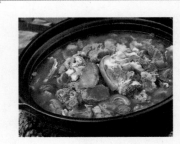

（2）将绿豆或萝卜和水一起倒掉，锅内再加清水、肉苁蓉、川续断和葱段、姜片、盐，煮沸后改小火煨至羊肉软烂即可。

尿频

正常成人白天排尿4~6次，夜间0~2次，次数明显增多称尿频。中医认为小便频数主要是由于肾气不固所致。

▶ 推荐中药：金樱子、白果。

● 金樱子

《滇南本草》记载，金樱子治日久下痢，血崩带下，涩精遗泄。

金樱子味酸、甘、涩，性平，归肾、膀胱、大肠经，具有固精缩尿、固崩止带、涩肠止泻的功效，用于肾虚不固、膀胱失约所致的遗精、滑精、遗尿、尿频、带下等。

【金樱缩尿酒】

材料：金樱子100克，党参、淫羊藿、续断各50克，白酒2 500毫升。

做法：前4味切碎，置容器中，添加白酒，每日振摇1~2次，密封浸泡15日，去渣留液。每日2次，每次饮服10~20毫升。

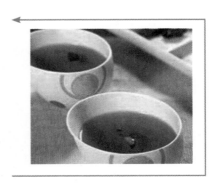

● 白果

《本草纲目》记载，白果气薄味厚，性涩而收，益肺气，定喘嗽，缩小便，又能杀虫消毒。

白果性平，味甘、苦、涩，有毒，归肺、肾经，有敛肺定喘、止带、缩尿的功效，主治哮喘痰嗽、白带、白浊、遗精。一般用量3~9克，不宜过量。

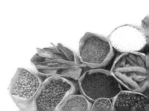

【白果覆盆子煲猪肚】

材料：白果（干）10颗，覆盆子（干）10克，猪肚150克。

做法：（1）将猪肚洗净，切成小块；白果炒熟去壳。

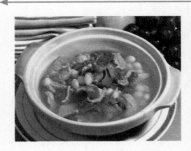

（2）将白果、覆盆子、猪肚放入锅内，加入适量清水，可根据个人口味加入辣椒等调味料，煮熟即成。

带下病

带下病是指带下量明显增多，色、质、气味异常，或伴有全身或局部症状，多由劳倦忧思，或房事不节、久病伤肾、脾肾不能运化水湿，致使带脉失约而引起。

▶ 推荐中药：沙苑子、山茱萸。

● 沙苑子

《本草纲目》记载，沙苑子补肾，治腰痛泄精，虚损劳乏。

沙苑子性温，味甘，归肝、肾经，有补肾助阳、固精缩尿、养肝明目的功效，用于肾虚腰痛、遗精早泄、白浊带下、小便余沥、眩晕目昏。

【沙苑酒】

材料：沙苑子200克，白酒2 000毫升，盐水适量。

做法：将沙苑子用盐水喷拌均匀，用小火炒至微干，置研钵内略捣后，与白酒置入容器中，密封浸泡14日后饮用。早晚各服1次，每次20毫升。

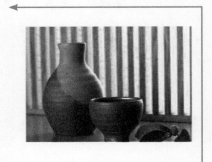

● 山茱萸

　　山茱萸性微温，味酸、涩，归肝、肾经，有补益肝肾、收敛固脱、固精缩尿、止带、止崩、止汗的功效。其补力平和，壮阳而不助火，滋阴而不腻膈，收敛而不留邪。

【山茱萸粥】

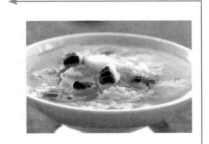

　　材料：粳米100克，山茱萸25克，白糖60克。

　　做法：（1）将山茱萸用冷水浸泡，冲洗干净；粳米淘洗干净，用冷水浸泡半小时，捞出沥干水。

　　（2）锅中加入冷水、山茱萸、粳米，先用大火煮沸，再改用小火煮至粥成，加入白糖调味即可。

腰膝酸软

　　腰膝酸软多是由于肝肾亏虚所致，其中又以肝肾阴虚为常见，表现为面容憔悴、消瘦、早生白发等。因为肝肾阴虚不能滋养筋肉关节，则膝盖酸软、行动无力；不能上荣于发，则见白发。

▶▶ 推荐中药：女贞子、菟丝子。

● 女贞子

　　女贞子有滋补肝肾、益阴养血、乌须明目功效，可用于肝肾阴虚、腰酸耳鸣、须发早白、视物昏暗等。其药性较平和，作用缓慢，久服始能见效。

【女贞子脊骨汤】

材料：猪脊骨250克，女贞子20克，杜仲15克，盐适量。

做法：将猪脊骨洗净，同女贞子、杜仲一同放砂锅中，加适量清水，炖约1小时，加盐调味即可。

● 菟丝子

> 《本草纲目》记载，菟丝子主茎中寒，精自出，溺有余沥。

菟丝子性平，味辛、甘，归肝、肾、脾经，有补益肝肾、固精缩尿、安胎、明目的功效，适用于肝肾不足所致的腰膝筋骨酸痛、腿脚软弱无力、阳痿遗精、小便频数、视物不清、耳鸣耳聋，以及妇女带下、习惯性流产等。

【二子酒】

材料：菟丝子100克，五味子50克，低度白酒1 000毫升。

做法：将菟丝子、五味子同入容器中，加白酒后密封，每日振摇1次，浸泡10日后可饮用。每日2次，每次15毫升。

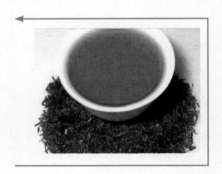

性欲低下

中医认为性欲低下多与肾阳虚损有关。肾藏精，为先天之本，主生殖，若禀赋不足或不节房事、久病伤肾，就会损伤阳气，使命门火衰，以至于性欲冷淡。

▶▶ **推荐中药：**淫羊藿、蛤蚧。

● 淫羊藿

淫羊藿又叫仙灵脾，性温，味辛、甘，归肝、肾经，有补肾壮阳、强筋骨、祛风除湿的功效。研究证实，淫羊藿有雄性激素样作用，故对性欲有促进作用。

【淫羊藿蛎肉汤】

材料：淫羊藿9克，牡蛎肉50克，大枣（干）5颗，生姜5片，枸杞、盐适量。

做法：以上材料除盐以外洗净，放入砂锅，加清水适量，大火煮沸后改小火煮2小时，加盐调味即可。

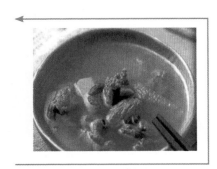

● 蛤蚧

蛤蚧归肺、肾经，长于补肺气、助肾阳、定喘咳，有益阴补血、助精扶羸的功效。研究发现，蛤蚧的醇提物有激素样作用，能促进性欲，特别是它的尾部锌含量较高，能促进性欲。

【人参蛤蚧山药鸡】

材料：公鸡1只，蛤蚧1只，人参10克，鲜山药200克，大枣5颗，盐适量。

做法：（1）将蛤蚧洗净切块，鲜山药去皮切块。

（2）将公鸡洗净剁块，放锅内，加水，小火炖至五成熟，加入蛤蚧、人参、鲜山药、大枣炖烂，出锅前拣去蛤蚧，加盐调味即可。

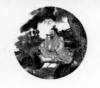

第五节　清解里热，身心平和不烦躁

炎炎长夏或者秋燥季节，人很容易上火，加之辛辣刺激、烟酒肉食等都会助长体内的热气，积聚热毒。及时选择一些具有清肝泻火、凉血除烦、生津润燥功效的中药进行调理，就能摆脱烦热困扰，让身体保持一种平和的状态。

清解里热的常用中药有板蓝根、金银花、大青叶、栀子、夏枯草、决明子、白菊花、地骨皮、生地黄、黄连、黄芩、绿豆、蒲公英、连翘、黄柏、芦荟、大黄、番泻叶、鱼腥草、苦参、龙胆、石决明、莲子心、钩藤、葛根等。

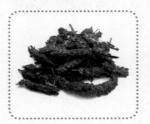
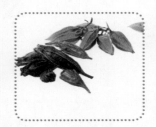
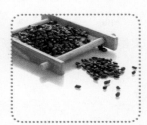
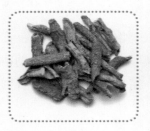
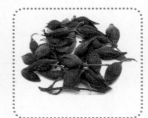
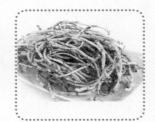

咽喉肿痛

咽喉肿痛多为痰热蕴结、虚火上炎、灼伤津液成痰，痰热循经上扰咽喉、清道失利所致。治疗宜清热生津。

▶ **推荐中药：**板蓝根、金银花、大青叶。

板蓝根

板蓝根性寒，味苦，归心、胃经，有清热解毒、凉血、利咽的功效，还可散结消肿。

【板蓝根金银花饮】

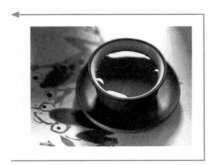

材料：板蓝根30克，金银花20克，甘草6克，冰糖适量。

做法：将上述材料加水600毫升煎取500毫升，去渣，加冰糖适量。每次服50毫升，每日数次。

● 金银花

《本草纲目》记载，金银花主治一切风湿气，及诸肿毒，痈疽、疥癣，杨梅恶疮。

金银花性寒，味甘，归肺、心、胃经，具有清热解毒、疏散风热、止痢凉血、利咽的功效。对热毒痢疾、下痢脓血、湿温阻喉、咽喉肿痛等有治疗作用。

【金银花粥】

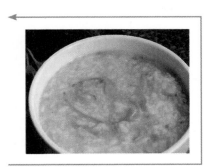

材料：粳米100克，金银花15克，白糖15克。

做法：（1）粳米洗净，用冷水浸泡半小时，捞出沥干水分；金银花择洗干净。

（2）锅中加入冷水、粳米，大火煮沸后改小火煮粥，至粥将成时，加入金银花，待沸，加白糖调味即可。

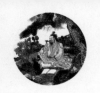

● 大青叶

> 《本草纲目》记载，大青叶主热毒痢，黄疸，喉痹，丹毒。

大青叶味苦，性寒，归心、胃经，具有清热解毒、凉血消斑的功效，主治热毒发斑、丹毒、咽喉肿痛、口舌生疮、疮痈肿毒等。

【清热利咽茶】

材料：大青叶、薄荷、金银花、生甘草各3克，枸杞、冰糖适量。

做法：将上述材料用纱布袋或茶包包起来，放入杯中，用沸水冲泡，待凉后饮用，可加少许冰糖调味。

目赤肿痛

中医认为，目赤肿痛多因外感风热之邪上犯，或因肝经火热上注于目，或因过食烟酒辛辣物品，以致内热上冲。

▶ **推荐中药：**栀子、夏枯草。

● 栀子

> 《本草纲目》记载，栀子治吐血、衄血、血痢、下血、血淋、损伤瘀血。

栀子性寒，味苦，归心、肺、三焦经，具有泻火除烦、清热利湿、凉血解毒等作用。栀子泡水饮用，有很好的清热解毒功效，还能预防上火。

【栀子枸杞粥】

材料：栀子、枸杞各10克，杭菊花10朵，白茅根20克，粳米80克，蜂蜜适量。

做法：（1）将栀子、枸杞、杭菊花、白茅根装入纱布袋内扎口，加水煎煮药汁。

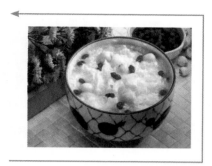

（2）粳米下锅，加药汁、清水，煮粥，可加适量蜂蜜调味。

● 夏枯草

《神农本草经》记载，夏枯草主寒热、瘰疬……散瘿结气，脚肿湿痹。

夏枯草性寒，味苦、辛，归肝、胆经，自古为清肝火、散郁结的要药，有清肝明目、清瘀消瘤的功效，用于瘟病、乳痈、目痛、黄疸、淋病、高血压等，对肝火上炎所致的目痛有很好的疗效。

【夏枯草黑豆汤】

材料：黑豆50克，夏枯草15克，冰糖适量。

做法：（1）夏枯草浸泡、洗净，用纱布或煲汤袋装好。

（2）黑豆浸软，洗净，两者一起放进瓦煲内，加入清水1 250毫升（约5碗量），大火煲沸后改小火煲约30分钟，调入适量冰糖即可。

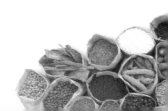

目暗不明

目暗不明多伴有目赤涩痛，主要是由于肝经风热或者肝肾阴虚、肝火上攻所致。

▶ 推荐中药：决明子、白菊花。

● 决明子

《本草纲目》记载，决明子此马蹄决明也，以明目之功而名，又有草决明、石决明，皆同功者。

决明子性微寒，味甘、苦、咸，归肝、大肠经，有清肝明目、润肠通便的功效，用于目赤涩痛、羞明多泪、头痛眩晕、目暗不明、大便秘结。

【决明子绿茶】

材料：决明子5克，绿茶3克。

做法：将决明子用小火炒至香气溢出时取出，候凉，和绿茶同放杯中，冲入沸水，浸泡3~5分钟后即可饮服。随饮随续水，直至味淡。

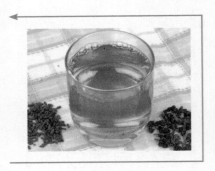

● 白菊花

《本草纲目》记载，菊花补水所以制火，益金所以平木，木平则风息，火降则热除，用治诸风头目，其旨深微。

白菊花性微寒，味微辛、甘、苦，归肺、肝经，能疏散风热、清肝明目解毒，用于风热感冒、发热头昏、肝经有热、目赤多泪，或肝肾阴虚、眼目昏花，对眼疲劳、视物模糊有很好的疗效。每日喝3~4杯菊花茶，对缓解眼疲劳、恢复视力有帮助。

【白菊枸杞明目茶】

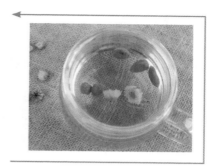

材料： 白菊花5朵，枸杞5克。

做法： 将白菊花和枸杞放入杯中，加沸水冲泡3分钟，稍凉后即可饮用。

小贴士 可不拘时当茶饮用，坚持饮用，对改善视力、缓解视疲劳、改善视物模糊效果好。

潮热盗汗

潮热是发热按时而至，如潮水之有期，多为午后潮热。盗汗就是在睡觉时出汗，由于熟睡而不能察觉。中医认为潮热盗汗是阴虚的表现。

▶▶ **推荐中药：** 地骨皮、生地黄。

● **地骨皮**

> 《神农本草经》记载，地骨皮主五内邪气，热中，消渴，周痹。《本草纲目》记载，地骨皮去下焦肝肾虚热。

地骨皮为枸杞树的根皮，性寒，味甘，归肺、肝、肾经，具有凉血除蒸、清肺降火的功效，用于阴虚潮热、骨蒸盗汗、肺热咳嗽、咯血、衄血。

【地骨皮粥】

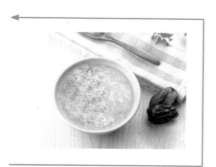

材料： 地骨皮15克，粳米50克，白糖适量。

做法： （1）将地骨皮加水煎煮20分钟，去渣取汁。

（2）粳米淘洗干净，用药汁代水煮粥。可加入适量白糖食用。

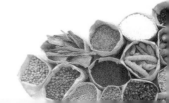

● 生地黄

> 《本草汇言》记载，生地黄，为补肾要药，益阴上品，故凉血补血有功。

生地黄味甘，性寒，归心、肝、肾经，具有清热凉血、养阴、生津的功效，用于热病烦渴、发斑发疹、阴虚内热、吐血、衄血。

【百合地黄粥】

材料：百合25克，生地黄50克，粳米25克，蜂蜜适量。

做法：（1）百合洗净；生地黄用水泡30分钟，煎汁去渣；粳米淘净。

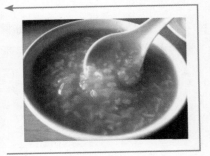

（2）将百合、地黄汁、粳米同放锅内，加水煮粥至熟，加蜂蜜调味食用。

湿热泻痢

湿热泻痢表现为泄泻腹痛、泻下急迫，或泻而不爽、粪色黄褐、气味臭秽、肛门灼热，伴有烦热口渴、小便短黄。治疗当清热利湿。

▶ 推荐中药：黄连、黄芩。

● 黄连

> 《神农本草经》记载，黄连味苦，寒。主治热气，目痛，眦伤，泣出，明目，肠澼，腹痛，下痢。

黄连味苦，性寒，归心、脾、肝、胆、胃、大肠经，有清热燥湿、泻火解毒的功效，用于湿热痞满、呕吐吞酸、泻痢、高热神昏等。黄连对肠胃湿热痢疾有很好的疗效，是治疗大肠湿热、湿热痢疾的首选中药。

【黄连姜汁茶】

材料：黄连6克，绿茶10克，姜汁3克。

做法：将黄连、绿茶用沸水冲泡，加盖闷5分钟后倒入姜汁即可饮用。

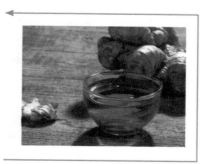

小贴士 每日饮用2次，有很好的清热、和胃、止痢作用。

● 黄芩

《本草纲目》记载，黄芩治风热湿热头痛，奔豚热痛，火咳，肺痿喉腥，诸失血。

黄芩味苦，性寒，归肺、胆、脾、胃、大肠、小肠经，具有清热燥湿、泻火解毒、止血、安胎的功效，主治肺热咳嗽、热病胸闷、发热、热痢、湿热黄疸、痔疮肿痛、内热胎动不安。

【黄芩茶】

材料：黄芩6克，绿茶3克。

做法：将黄芩用200毫升水煎沸后，冲泡绿茶5分钟即可饮用，也可直接将两者一并冲泡饮用。

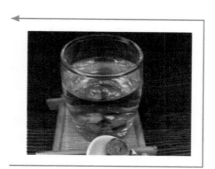

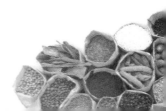

疖肿疗毒

疖肿疗毒是指痈疽、疖肿、疗疮、丹毒之类多种体表感染性疾病，主要是因感受四时邪气、火热之邪内侵，或过食肥甘厚腻、辛辣，湿热火毒内生，以致邪热壅聚、蕴蒸肌肤、经络壅遏不通所致。

▶ 推荐中药：绿豆、蒲公英、连翘、黄柏。

● 绿豆

> 《本草纲目》记载，绿豆解诸毒……益气、厚肠胃、通经脉，无久服枯人之忌。

绿豆性寒，味甘，归心、胃经，有清热解毒、消暑、利水的功效，用于暑热烦渴、感冒发热、霍乱吐泻、痰热哮喘、头痛目赤、口舌生疮、水肿尿少、疮疡痈肿、风疹丹毒、药物及食物中毒。

【百合绿豆粥】

材料：绿豆、百合各20克，白糖适量。

做法：绿豆洗净，加开水煮至八成熟，放入百合，搅拌几下。再次开锅后，开始不停地搅动，到呈酥稠状为止，加入适量白糖即可。

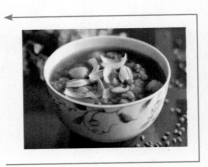

● 蒲公英

> 《本草纲目》记载，蒲公英清热解毒、消肿散结，治乳痈。

蒲公英性寒，味甘、苦，归肝、胃经，具有清热解毒、消肿散结、利尿通淋的作用，对疮肿疗毒等都有一定的治疗作用。

【蒲公英粥】

材料：粳米100克，蒲公英90克（干45克）。

做法：将蒲公英洗净，切碎，加水煎煮，去渣取汁，与淘洗干净的粳米一同入锅，加水适量，先用大火烧开，再转用小火熬煮成稀粥。

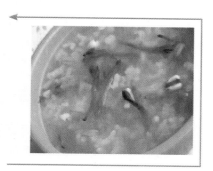

● 连翘

《神农本草经》记载，连翘主寒热，鼠瘘，瘰疬，痈肿，恶疮，瘿瘤，结热，蛊毒。

连翘味苦，性微寒，归肺、心、小肠经，具有清热解毒、消肿散结、疏散风热的功效。连翘有广谱抗菌的作用，对多种病毒、真菌都有一定抑制作用。常用于治疗急性风热感冒、痈肿疮毒、温病初起、热淋涩痛等。

【连翘二花茶】

材料：连翘5克，金银花3克，白菊花3克。

做法：（1）将连翘、金银花放入钵中捣碎，再放入白菊花一起混匀，装入袋中绑紧成茶包。

（2）将茶包放入杯中，加入300毫升热水，静置3～5分钟，让其出味即可饮用，可连续冲泡4～5次。

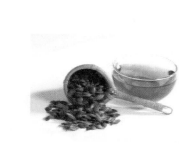

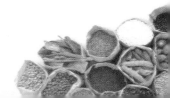

● 黄柏

《本草拾遗》记载，黄柏主热疮疱起，虫疮，痢，下血，杀蛀虫；煎服，主消渴。

黄柏味苦，性寒，归肾、膀胱经，具有清热燥湿、泻火除蒸、解毒疗疮的功效，用于湿热泻痢、黄疸、带下、热淋、脚气、骨蒸劳热、盗汗、遗精、疮疡肿毒、湿疹瘙痒。

【黄柏绿豆汤】

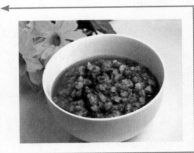

材料： 黄柏10克，绿豆250克，白糖少许。

做法： 黄柏煎水去渣，加入绿豆煮汤至熟烂，放入白糖，待凉后服用。

小贴士 此汤有很好的清利湿热、泻火解毒的作用，但黄柏苦寒，不可久用。

热结便秘

热结便秘表现为大便干结、腹部胀满、面红身热、心烦口干或口舌生疮、小便短赤。治疗当清热润肠。

▶▶ **推荐中药：** 芦荟、大黄、番泻叶、鱼腥草。

● 芦荟

《本草经疏》记载，芦荟寒能除热，苦能泄热燥湿。

芦荟味苦，性寒，归肝、胃、大肠经，具有泻下通便、清肝泻火、杀虫疗疳的功效，主治热结便秘、肝火头痛、目赤惊风、虫积腹痛、疥癣、痔瘘等。

【蜂蜜芦荟茶】

材料：芦荟10克，蜂蜜20克。

做法：芦荟用清水冲洗干净，放入杯中，加沸水冲泡，加盖闷5分钟，打开盖，稍凉后加入蜂蜜，搅匀即可饮用。

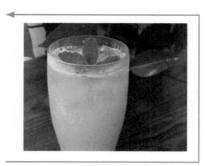

小贴士 脾胃虚弱、食少便溏者及孕妇忌用。

● 大黄

《本草纲目》记载，大黄主治下痢赤白，里急腹痛，小便淋沥，实热燥结，潮热谵语，黄疸，诸火疮。

大黄味苦，性寒，归胃、大肠、肝、脾、心包经，具有泻下攻积、清热泻火、凉血解毒、逐瘀通经、利湿退黄等功效，主治实热便秘、热结胸痞、湿热泻痢、水肿腹满、小便不利、目赤、咽喉肿痛、口舌生疮、胃热呕吐等。

【大黄粥】

材料：粳米150克，大黄3克，冰糖20克。

做法：将大黄研成细粉，粳米洗净，一同放入锅内，加入500毫升清水，用大火煮沸后，改小火煮30分钟，加入冰糖搅匀即成。

小贴士 大黄泻下作用较强，孕产妇及久病年老者慎用。

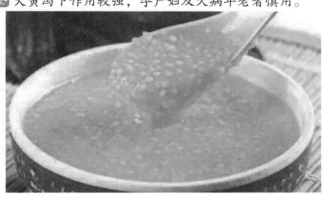

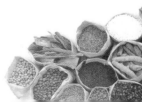

● 番泻叶

《饮片新参》记载，番泻叶泄热，利肠府，通大便。

番泻叶味甘、苦，性寒，归大肠经，有泻热行滞、通便、利水的功效，用于热结积滞、便秘腹痛、水肿胀满。番泻叶少用能促进消化，服适量有缓下作用。番泻叶苦寒降泄，应少用，一般3～6克即可。泻下通便，一般几个小时内生效。

【番泻叶蜂蜜茶】

材料：番泻叶3克，蜂蜜适量。

做法：将番泻叶过水，清洗干净，放入杯中，冲入沸水，稍凉后加入蜂蜜即可饮用。

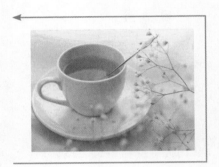

小贴士 症状缓解即停用。番泻叶若剂量过大，有恶心、呕吐、腹痛等副作用。妇女哺乳期、月经期及孕妇忌用。

● 鱼腥草

《本草纲目》记载，鱼腥草散热毒痈肿，疮痔脱肛。

鱼腥草性微寒，味辛，归肺经，具有清热解毒、排脓消痈、利尿通淋等功效，用于治疗便秘有较好疗效，对中耳炎、肠炎等也有一定的效果。

【鱼腥草清热茶】

材料：鱼腥草（干）30克，白糖30克。

做法：将鱼腥草洗净后用冷水浸泡2小时，然后连同浸泡的水一起煎煮5分钟，去渣取汁，加白糖调味即可。

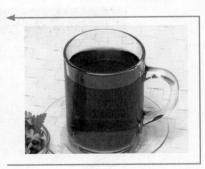

湿热带下

湿热带下多因肝郁久而化热，肝热犯脾，挟脾湿流注下焦，以致带下淋漓不断，色黄或赤白相兼，黏稠腥臭，兼乳胀胁痛、精神抑郁易怒、头晕目眩、口苦咽干、尿黄而少等。治疗当泻肝清热利湿。

▶ 推荐中药：苦参、龙胆。

● 苦参

> 《本草纲目》记载，苦参、黄柏之苦寒，皆能补肾，盖取其苦燥湿，寒除热也。

苦参味苦，性寒，归心、肝、胃、大肠、膀胱经，有清热燥湿、杀虫、利尿的功效，尤其是能够清除下焦湿热，故多用于热痢、便血、黄疸尿闭、赤白带下、阴肿阴痒、湿疹、湿疮、皮肤瘙痒、疥癣麻风，外治滴虫性阴道炎。

【苦参茶】

材料： 苦参、绿茶各30克，蜂蜜适量。

做法： 将苦参捣碎，和绿茶等分装入12个纱布袋或茶包中。每次取1份，沸水冲泡，加适量蜂蜜饮用。

小贴士 脾胃虚寒、无大热者勿服。

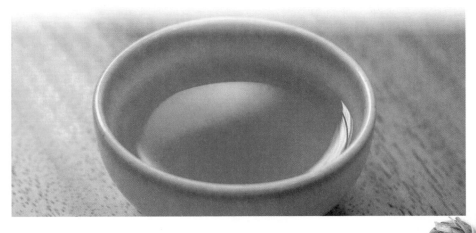

● 龙胆

《本草纲目》记载，龙胆性味苦，涩，大寒，无毒。主治骨间寒热、惊痫邪气，续绝伤，定五脏，杀虫毒。

龙胆味苦，性寒，归肝、胆经，具有清热燥湿、泻肝胆火的功效，用于黄疸、阴肿阴痒、带下、淋证等湿热病证。本品善清肝胆湿热，且尤长于清利下焦湿热，治疗湿热黄疸、白带黄稠及小便淋沥涩痛等。

【龙胆花茶】

材料：龙胆草90克，菊花、槐花、绿茶各60克。

做法：所有材料研成粗末，装瓶备用。每日取20克，放入保温杯中，冲入沸水500毫升，加盖闷半小时后即可饮用。当日饮完。

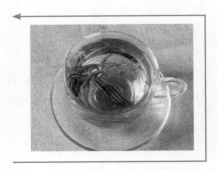

头晕

头晕多由过食肥甘厚味、气机郁而化火，或情志失调等多种因素引起，在中医病机中多属于肝阳上亢，表现为眩晕、头痛，治疗宜平肝潜阳。

▶ **推荐中药：石决明、莲子心、钩藤、葛根。**

● 石决明

《本草纲目》记载，石决明通五淋。

石决明味咸，性寒，归肝经，具有平肝潜阳、明目去翳的功效，用于风阳上扰所致的头痛眩晕、目赤翳障、视物昏花等。

【石决明粥】

材料：石决明30克，大米100克，枸杞适量。

做法：将石决明打碎，入砂锅中，加清水500毫升，大火先煎1小时，去渣取汁，放入大米，再加清水400毫升，小火煮成稀粥，加入枸杞。早晚温热服食。

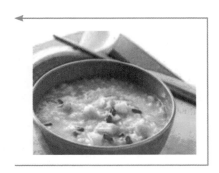

● 莲子心

> 《本草再新》记载，莲子心清心火，平肝火，泻脾火，降肺火，消暑除烦，生津止渴，治目红肿。

莲子心性寒，味苦，归心、肾经，有清心安神、疏通心肾、涩精止血的功效，用于热病、心烦神昏、暑热烦渴、烦热失眠。莲子心含生物碱、木犀草苷、金丝桃苷及芦丁，有一定的降压作用和强心作用。

【莲子心夏枯草饮】

材料：莲子心5克，夏枯草10克。

做法：以上材料装入茶包，放入杯中，用沸水冲泡即可饮用。

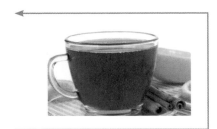

● 钩藤

> 《本草纲目》记载，钩藤可治大人头晕目眩，平肝风，除心热，小儿腹痛，发斑疹。

钩藤味甘，性凉，归肝、心包经，具有清热平肝、息风定惊等功效，为平肝息风要药，主治头晕及小儿惊风等。每日用钩藤10～15克，水煎服可治头晕目眩、头痛。

【天麻钩藤茶】

材料：天麻5克，钩藤6克，绿茶10克。

做法：将天麻、钩藤洗净，加水适量，煎煮2次，去渣。用其汁液冲泡绿茶，加盖浸泡5~10分钟即可。

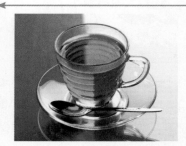

小贴士 此茶适用于肝阳上亢之头晕目眩、神经衰弱、四肢麻木等。每日1剂，代茶饮用。

● 葛根

> 《本草纲目》记载，葛根主治消渴、身大热、呕吐、诸痹，起阴气，解诸毒。

葛根性凉，味甘、辛，有解肌退热、透疹、生津、升阳止泻的功效，主治伤寒、温热头痛项强、烦热消渴、泄泻、痢疾等。葛根总黄酮和葛根素能改善心肌的氧代谢、扩张血管，可用来防治心脑血管疾病。

【葛根粉粥】

材料：粳米50克，葛根粉30克。

做法：将粳米洗净，用清水浸泡一夜，与葛根粉同入砂锅内，加水，用小火煮至粥成。

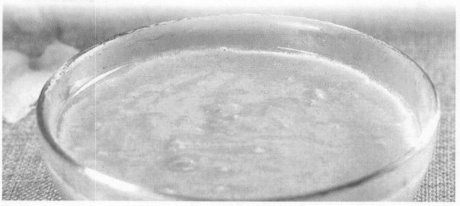

第六节　活血化瘀，血脉通畅无疼痛

中医认为，当人的血脉运行不通畅时，体内的离经之血就会淤积于脏腑器官组织之中，而产生疼痛。无论是内部器官损伤还是外伤，都会导致血瘀肿痛，此时一定要及时化瘀消肿。

活血化瘀的常用中药有川芎、白芍、丹参、赤芍、桃仁、红花、牛膝、山楂、当归、苏木、三七、牡丹皮等。

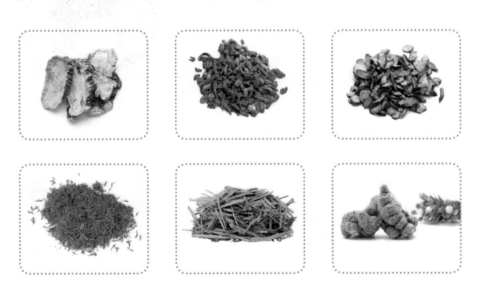

血瘀痛经

中医认为，痛经多因气血运行不畅或气血亏虚所致，气滞血瘀是最常见的一类，经常伴有经前或经期下腹胀痛、拒按、经量少、经色紫黯夹血块、血块排出后疼痛减轻等症状。

▶ 推荐中药：川芎、白芍、丹参。

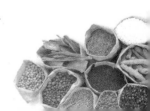

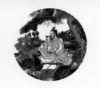

● 川芎

《本草纲目》记载，川芎，血中气药也。肝苦急，以辛补之，故血虚者宜之。辛以散之，故气郁者宜之。

川芎性温，味辛，归肝、胆、心包经，有活血化瘀、行气开郁、祛风止痛的功效，对于月经不调、经闭、痛经、头痛眩晕、风寒湿痹、跌打损伤等都有很好的疗效。

【川芎煮蛋】

材料：鸡蛋2个，川芎10克。

做法：将鸡蛋、川芎放入锅内，加入适量的清水，同煮至蛋熟。捞出鸡蛋，剥去外壳，再放入锅中，煮20分钟即可吃蛋饮汤。

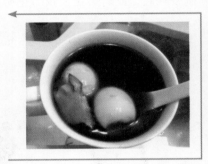

● 白芍

《本草纲目》记载，白芍药益脾，能于土中泻木。

白芍是芍药的根，性微寒，味苦、酸，归肝、脾经，具有养血调经、敛阴止汗、柔肝止痛、平抑肝阳等功效。中医认为，白芍不但可以止血、活血，而且有镇痛、滋补、调经的效果。著名方剂芍药甘草汤、痛泻要方中，白芍都起着缓中止痛的功效。

【养血止痛粥】

材料：粳米100克，白芍15克，黄芪、当归、泽兰各10克，红糖30克。

做法：（1）将白芍、黄芪、当归、泽兰加水煎煮15分钟，去渣取汁。

（2）粳米加药汁煮粥，粥将熟时加入适量红糖即可。

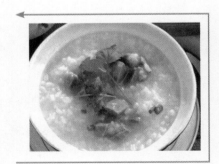

● 丹参

丹参性微寒，味苦，是著名的活血化瘀中药，具有活血通经、祛瘀止痛、清心除烦、凉血消痈的功效，适用于血瘀、血热、血瘀兼热或血热兼瘀所致的各种病证，尤为妇科、内科及外科证属血瘀兼热者所常用。

【红花丹参糯米粥】

材料：丹参15克，红花、当归各10克，糯米100克，红糖适量。

做法：丹参、红花、当归煎汁去渣。糯米淘净，用药汁煮粥，加入红糖即可食用。

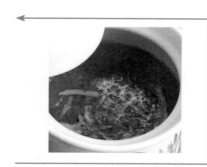

血瘀经闭

血瘀经闭多因气滞、寒凝，瘀血阻滞冲任胞脉，积之而成，伴有小腹疼痛、拒按。治疗当活血祛瘀、行气止痛。

▶▶ 推荐中药：赤芍、桃仁、红花、牛膝。

● 赤芍

赤芍为植物芍药的干燥根，性微寒，味苦，归肝经，有清热凉血、散瘀止痛的功效，主治瘀滞经闭、疝瘕积聚、腹痛、胁痛、衄血、血痢、肠风下血、目赤、痈肿、跌打损伤。

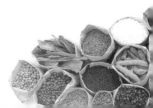

【赤芍莲藕汤】

材料：赤芍10克，莲藕300克，白糖15克。

做法：赤芍洗净，莲藕洗净，切成菱形块，一同放入锅内，加水适量，用大火烧沸后，改小火炖30分钟，放入白糖调味即可。

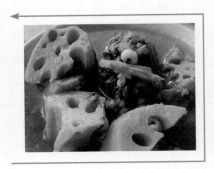

● 桃仁

《本草纲目》记载，桃仁行血，宜连皮、尖生用；润燥活血，宜汤浸去皮、尖炒黄用，或麦麸同炒，或烧存性。

桃仁味苦、甘，性平，归心、肝、大肠经，有活血化瘀、润肠通便、止咳平喘的功效。中医多用于经闭、痛经、跌打损伤、肠燥便秘等。

【桃仁红花粥】

材料：桃仁15克，红花10克，粳米100克，红糖适量。

做法：（1）将桃仁捣烂，与红花一起煎煮，去渣取汁。

（2）粳米淘净，用药汁煮为稀粥，加红糖调味食用。

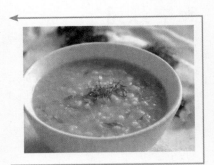

 孕妇忌服桃仁。脾虚便溏者慎用。

● 红花

《本草纲目》记载，红花活血，润燥，止痛，散肿，通经。

红花性温，味辛，归心、肝经，是活血要药，具有活血通经、散瘀止痛的功效，用于经闭、痛经、恶露不行、跌打损伤等。

【红花蒸蛋】

材料：鸡蛋2个，红花3克，植物油10克，盐少许。

做法：将鸡蛋磕入碗中，加入植物油、水、盐、红花搅拌均匀，上锅蒸熟即可。

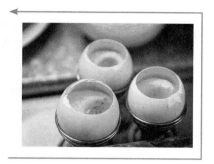

● 牛膝

《神农本草经》记载，牛膝主寒湿痿痹，四肢拘挛，膝痛不可屈，逐血气，伤热火烂，堕胎。

牛膝味甘、苦、酸，性平，归肝、肾经，具有逐瘀通经、补肝肾、强筋骨、利尿通淋、引血下行的功效，主治腰膝酸痛、下肢痿软、血滞经闭、痛经、产后血瘀腹痛、跌打损伤、痈肿恶疮、咽喉肿痛等。

【牛膝茶】

材料：牛膝5克，花茶3克。

做法：以上材料放入杯中，用200毫升沸水冲泡后饮用，冲饮至味淡。

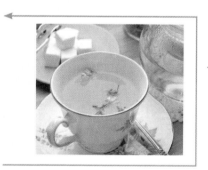

产后恶露不尽

产后恶露不尽是由气血运行失常、血瘀气滞引起，可服用具有活血化瘀功效的药物进行治疗。

▶ 推荐中药：山楂、当归。

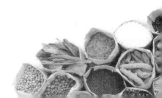

● 山楂

> 《本草纲目》记载，山楂化饮食、消肉积、痰饮、痞满吞酸、滞血痛胀。

山楂性微温，味酸、甘，入脾、胃、肝经，有消食健胃、活血化瘀、化浊降脂的功效，对肉积痰饮、产后恶露不尽、小儿乳食停滞等均有疗效。

【山楂红糖粥】

材料：粳米100克，山楂（干）20克，红糖50克。

做法：（1）粳米淘洗干净，用冷水浸泡半小时，捞出，沥干水分；山楂泡软。

（2）将山楂切碎，与粳米一起煮粥，粥成时加入红糖调味即可。

● 当归

> 《本草纲目》记载，当归治头痛，心腹诸痛，润肠胃、筋骨、皮肤。治痈疽，排脓止痛，和血补血。

当归性温，味甘、辛，归心、肝、脾经，既能补血，又能活血，有化瘀调经、润肠通便的功效，还有抗衰老、驻容养颜、护发的作用。

【当归炖鸡】

材料：母鸡1 000克，当归12克，大葱5克，姜5片，盐、料酒、胡椒粉适量。

做法：（1）将母鸡洗净剁块，用沸水焯一下。

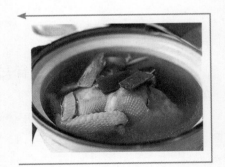

（2）将鸡块放入砂煲中，加入当归、大葱、姜、盐、料酒，大火煮沸后改小火炖至鸡肉熟烂，加少许胡椒粉即成。

跌仆肿痛

跌仆肿痛主要是由于局部皮肉遭受撞击，以至于血脉运行受阻，进而产生瘀肿疼痛。

▶▶ 推荐中药：苏木、三七、牡丹皮。

● 苏木

《本草求真》记载，苏木功用有类红花，少用则能和血，多用则能破血……经闭气壅、痈肿、跌打损伤等症，皆宜相症合以其他药调治。

苏木味甘、咸，性平，归心、肝、脾经，具有活血祛瘀、消肿定痛的功效，主治血滞经闭、痛经、产后瘀阻心腹痛、产后血晕、痈肿、跌打损伤。

【苏木煲鸭蛋】

材料：苏木12克，青壳鸭蛋2个。

做法：先将鸭蛋连壳煮熟，去壳，再加入苏木同煮约30分钟，饮汤吃蛋。

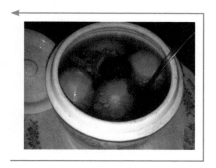

● 三七

《本草纲目》记载，三七止血，散血，定痛。

三七又名田七，性温，味甘、微苦，归肝、胃经，有"止血神药"之称，能散瘀止血，消肿定痛，用于各种内、外伤出血，胸腹刺痛，跌仆肿痛等。

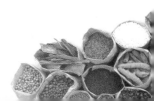

【三七药酒】

材料：三七100克，50度白酒1 000毫升。

做法：将三七敲碎成黄豆大小，放入瓶中，加入白酒浸泡30天，其间每日摇晃1～2次。

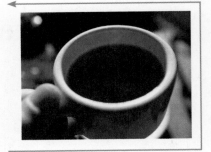

小贴士 每日服用2次，每次15毫升。对瘀血滞痛、腰酸背痛、四肢酸软、劳伤疼痛、跌打损伤、无名肿痛等有很好的疗效。

● 牡丹皮

《本草纲目》记载，牡丹皮和血，生血，凉血。治血中伏火，除烦热。

牡丹皮为牡丹的干燥根皮，味苦、辛，性微寒，归心、肝、肾经，具有清热凉血、活血散瘀的功效，主治血滞经闭、痛经、痈肿疮毒、跌打伤痛、风湿热痹等。

【牡丹皮地黄酒】

材料：鲜地黄300克，牡丹皮、桃仁、肉桂各35克，白酒1 000毫升。

做法：将牡丹皮、桃仁、肉桂捣碎，鲜地黄绞汁，与白酒1 000毫升一起煎煮10分钟，去渣备用。

小贴士 口服，每日3次，每次15毫升，可用于治疗跌打损伤、红肿疼痛。

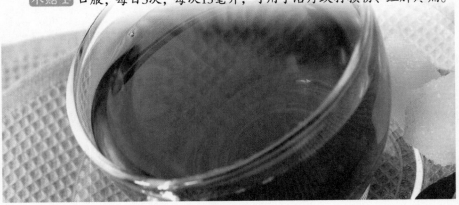

第七节　止咳化痰，咳嗽气喘无须忍

咳嗽是人们最常见的不适症状。无论是风寒感冒还是风热感冒都会引发咳嗽、气喘等症状。

常备一些止咳化痰的中药，就能让你在关键时刻及时止咳，化解咳喘。一些中药不但能有效地止咳化痰，还能起到润肺的效果，真正做到祛病又养生。

止咳化痰的常用中药有桔梗、芥子、紫苏叶、川贝母、瓜蒌、竹茹、葶苈子、苦杏仁、紫苏子、百部、桑白皮等。

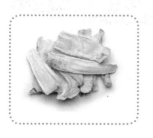
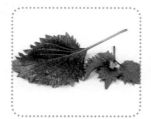
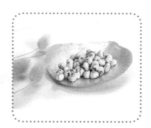
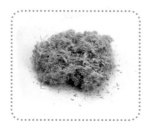
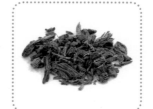
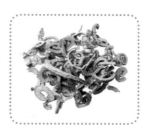

风寒咳嗽

风寒咳嗽，顾名思义就是由于受了风寒外邪而引起的咳嗽，一般表现为干咳，可伴有流清涕、打喷嚏、喉痒，或痰少稀白、呈泡沫状，或发热、怕冷。

▶▶ 推荐中药：桔梗、芥子、紫苏叶。

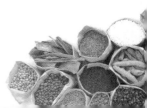

139

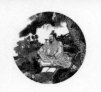

● 桔梗

> 《本草备要》记载，桔梗宣通气血，泻火散寒，载药上浮。

桔梗性平，味苦、辛，归肺经，具有开宣肺气、祛痰止咳、利咽散结、宽胸排脓的功效，适用于外感风寒、咽喉肿痛、肺脓肿、咳吐脓血、癃闭便秘等。

【桔梗甘草茶】

材料：桔梗100克，甘草100克。

做法：将桔梗、甘草研制为末，每10克用茶包或纱布袋装起来。每次取1袋，放入杯中，沸水冲泡5分钟后饮用。

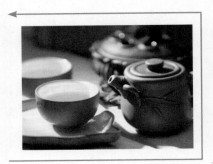

● 芥子

> 《本草纲目》记载，芥子辛能入肺，温能发散，故有利气豁痰、温中开胃、散痛消肿、辟恶之功。

芥子味辛，性温，归肺经，具有温肺豁痰、利气散结、通络止痛的功效，用于寒痰喘咳、胸胁胀痛、痰滞经络、关节麻木疼痛等，尤其对寒痰壅滞肺络、胸膈引起的胸满胁痛、咳嗽气逆、痰多稀薄而色白等有效。

【芥子炖金瓜】

材料：芥子20克，肉片50克，金瓜350克，盐、白糖少许。

做法：（1）将金瓜去皮切块，芥子洗净待用。

（2）锅中放入清水1 000毫升，放入芥子、肉片、金瓜，大火烧开后转小火炖40分钟，加盐、白糖调味。

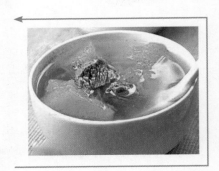

● 紫苏叶

紫苏叶味辛，性温，归肺、脾经，具有发表、散寒、行气、和胃的功效，主治风寒感冒、恶寒发热、咳嗽、气喘、胸腹胀满等。紫苏叶既能发汗散寒，又能行气宽中、解郁止呕，故最适宜风寒兼见胸闷呕吐者。

【紫苏叶茶】

材料： 紫苏叶16克，红糖适量。

做法： 将紫苏叶揉碎，用茶包或纱布袋包起来，放入茶杯中，加适量红糖，沸水冲泡即可饮用。

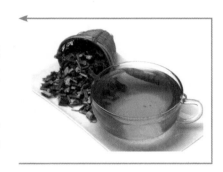

小贴士 此茶能发表散寒，对风寒感冒咳嗽、咳痰及流行性感冒都有防治作用。

肺燥咳嗽

肺燥咳嗽是由于肺阴虚或燥邪伤肺所致，表现为反复咳嗽、咳黄痰，伴有口干、咽痛、便秘、尿赤、身热或伴有喘息等症状。

▶▶ 推荐中药：川贝母、瓜蒌。

● 川贝母

川贝母性微寒，味苦、甘，归肺、心经，有清热化痰、润肺止咳、散结消痈的功效，尤其是清热润肺的疗效卓著，常用于肺热燥咳、干咳少痰、阴虚劳嗽、咳痰带血。川贝母也是治疗久咳痰喘的良药。

【川贝母炖雪梨】

材料：雪梨400克，川贝母5克，冰糖30克。

做法：将雪梨去皮切块，同川贝母、冰糖一起加水煮15分钟，饮汤吃梨。

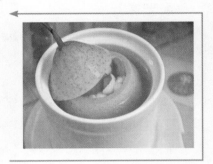

● 瓜蒌

《本草纲目》记载，瓜蒌润肺燥，降火。治咳嗽，涤痰结，利咽喉，消痈肿疮毒。

瓜蒌味甘、微苦，性寒，归肺、胃、大肠经，具有润肺、化痰、散结、润肠的功效，主治痰热咳嗽、胸痹、肺痿咯血、消渴、便秘、痈肿初起。

【瓜蒌石斛茶】

材料：石斛5克，瓜蒌3克，绿茶3克，冰糖适量。

做法：将石斛、瓜蒌、绿茶用茶包包起来，放入杯中，加入350毫升开水冲泡后饮用。可加适量冰糖调味。

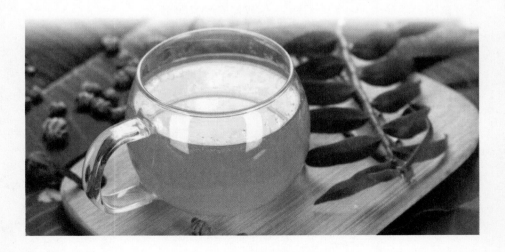

痰热／痰饮咳嗽

痰热／痰饮咳嗽多为邪犯气道、肺失宣肃而致痰热蕴肺，表现为咳嗽，痰色黄稠而难排出，甚或痰中带血，胸闷，口干，口苦，咽痛，舌苔黄腻或黄白相兼。治疗宜清热肃肺，豁痰止咳。

▶▶ 推荐中药：竹茹、葶苈子。

● 竹茹

《本草再新》记载，竹茹泻火除烦，润肺开郁，化痰凉血，止吐血，化瘀血，消痈痿肿毒。

竹茹味甘，性微寒，归肺、胃、心、胆经，具有清热化痰、除烦、止呕的功效，用于痰热咳嗽、胆火夹痰、烦热呕吐、惊悸失眠、中风痰迷、舌强不语、胃热呕吐、妊娠恶阻、胎动不安。

【 竹茹茶 】

材料：竹茹5克，绿茶3克。

做法：将竹茹和绿茶放入杯中，用250毫升沸水冲泡5～10分钟即可饮用。

 此茶有清热凉血、化痰止呕的功效，适用于烦热呕吐、衄血、吐血、痰黄稠者。

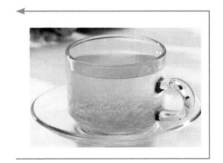

● 葶苈子

《开宝本草》记载，葶苈子疗肺壅上气咳嗽，定喘促，除胸中痰饮。

葶苈子味辛、苦，性大寒，归肺、膀胱经，具有泻肺降气、祛痰平喘、利水消肿、泄饮逐邪的功效，用于痰饮咳、胸胁胀痛、痰滞经络、关节麻木疼痛等。葶苈子分为苦、甜两种，一般处方用苦葶苈子。

【葶苈子茶】

材料：葶苈子5克，绿茶3克。

做法：将葶苈子和绿茶放入杯中，用250毫升沸水冲泡后饮用，冲饮至味淡。

小贴士 此茶有行水下气的功效，适用于肺壅喘急、痰饮咳嗽、水肿胀满者。

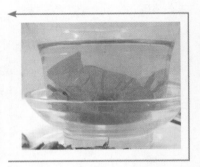

咳嗽气喘

咳嗽气喘是指咳嗽伴有气喘的症状，多数是因为肺热所致。久咳伤肺、肺虚也会引发气喘。

▶ 推荐中药：苦杏仁、紫苏子、百部、桑白皮。

● 苦杏仁

《滇南本草》记载，苦杏仁止咳嗽，消痰润肺，润肠胃，消面粉积，下气，治疳虫。

苦杏仁味苦，性微温，有小毒，归肺、大肠经，具有降气止咳平喘、润肠通便的功效，用于咳嗽气喘、胸满痰多、血虚津枯、肠燥便秘。苦杏仁对于风热咳嗽、燥热咳嗽、肺热咳喘均有效果。

【苦杏仁粥】

材料：粳米100克，苦杏仁10克，冰糖15克。

做法：将苦杏仁用温水浸泡，搓去外皮、去尖，加适量冷水，磨成浆，与粳米一同煮粥，加入冰糖调匀，再略煮片刻即可。

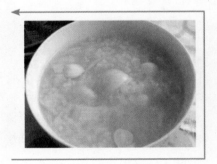

● 紫苏子

紫苏子味辛，性温，归肺、大肠经，具有降气消痰、止咳平喘、润肠通便的功效，用于痰壅气逆、咳嗽气喘、肠燥便秘等。紫苏子还可解鱼蟹中毒。

【姜杏苏糖饮】

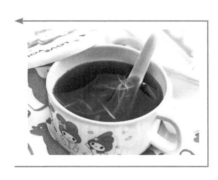

材料：紫苏子、苦杏仁、生姜、红糖各10克。

做法：将苦杏仁去皮、尖，捣烂，生姜切片，与紫苏子一起放入砂锅，加适量清水煮20分钟，去渣留汁，加红糖搅匀，略煮即可。

小贴士 适合风寒袭肺引起的气喘胸闷、咳嗽痰多者饮用。

● 百部

百部味甘、苦，性微温，归肺经，具有润肺下气、止咳、杀虫的功效，用于一切新久咳嗽、肺痨咳嗽、百日咳，外用可治头虱、体虱、蛲虫病、阴部瘙痒。

【百部木瓜炖冰糖】

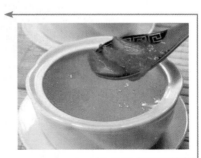

材料：百部20克，熟木瓜半个，甜杏仁20克，苦杏仁15克，陈皮5克，冰糖10克。

做法：木瓜去皮，去籽，切小块。所有材料一起放入炖盅，加适量凉开水，盖上盅盖，隔水用小火炖1小时即可。

小贴士 脾胃有热者慎用百部。

● 桑白皮

《药性论》记载，桑白皮能治肺气喘满，水气浮肿，主伤绝，利水道，消水气，虚劳客热头痛，内补不足。

桑白皮味甘，性寒，归肺经，具有泻肺平喘、利水消肿的功效，用于肺热咳喘、面目浮肿、小便不利等。

【桑白皮蜜汁饮】

材料：桑白皮10克，蜂蜜30克。

做法：将桑白皮洗净，剪成小段，放入砂锅内，加蜂蜜，小火炒至蜂蜜被吸收，加清水一大碗，熬至半碗即可。

小贴士 此饮有清肺消火、止咳化痰的功效，小儿肺炎咳嗽痰黄、便稠便秘最宜服用。肺虚无火、便多及风寒咳嗽者忌服。

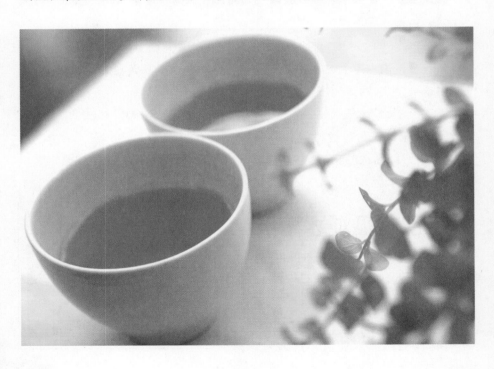

第八节 解表发汗，祛寒除热一身轻

闷热天气，人的脾胃功能相对较弱，气血津液运行失调，会导致水湿在体内聚积，当身体内的湿与热积不断地纠缠时，人的健康就会遭受侵扰。临床上分为风寒表证和风热表证两种，风寒者宜辛温解表，风热者宜辛凉解表。

解表发汗的常用中药有葱白、桂枝、生姜、荆芥、防风、白芷、柴胡、薄荷、牛蒡子等。

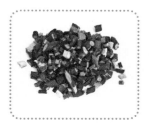 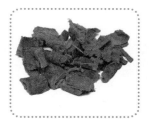 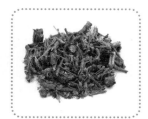

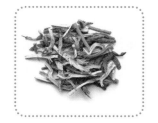 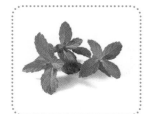 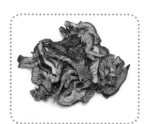

风寒感冒

风寒感冒表现为恶寒重、发热轻、无汗、头痛、关节酸痛、鼻塞流涕。治疗重在辛温解表、宣肺散寒。

▶▶ **推荐中药：**葱白、桂枝、生姜、荆芥、防风、白芷。

● 葱白

《神农本草经》记载，葱白主伤寒寒热，出汗中风，面目肿。

葱白味辛，性温，归肺、胃经，有发汗解表、通阳利窍的功效，用于风寒感冒、头痛发热、身痛麻痹。葱白发汗作用较弱，故主要用于感冒轻症，或配合其他解表药如生姜、豆豉等，以助发汗。

【 神仙粥 】

材料：大米80克，生姜3克，连须葱白5段，米醋15克。

做法：将大米淘净，和生姜一起入锅煮沸，加葱白，粥将熟时，加米醋稍煮。

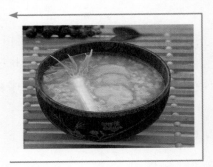

小贴士 趁热服，食后盖被静卧，以微微出汗为佳。

● 桂枝

《本草汇言》记载，桂枝，散风寒，逐表邪，发邪汗，止咳嗽，去肢节间风痛之药也。

桂枝味辛、甘，性温，归心、肺、膀胱经，具有发汗解肌、温经通脉、助阳化气、平冲降逆的功效，用于风寒感冒、脘腹冷痛、血寒经闭、关节痹痛、痰饮、水肿、心悸等。

【 桂枝甘草茶 】

材料：桂枝10克，生甘草5克。

做法：将材料切碎，置保温杯中，用沸水冲泡，盖闷15分钟，代茶，分2～3次饮用，每日1剂。

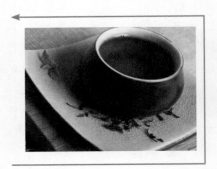

小贴士 此茶温补心阳，和营益气，适用于风寒感冒。风热或湿热证、发热、尿赤、舌苔黄者忌用。

● 生姜

生姜味辛，性微温，归肺、脾、胃经，具有散寒解表、温中止呕、化痰止咳的功效，被中医誉为"呕家圣药"，可用于治疗风寒感冒、恶寒发热、头痛鼻塞、呕吐、喘咳、胀满等。

【生姜红糖水】

材料：生姜10克，红糖30克，大蒜3瓣。

做法：（1）生姜去皮洗净，切丝；大蒜洗净，拍碎。

（2）锅中加入一大碗水，放进姜丝，煮开后，放入红糖，用勺子搅拌均匀，大火煮2分钟，再加入大蒜，大火煮3分钟即可。

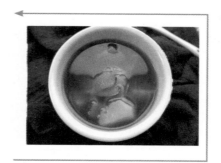

● 荆芥

荆芥味辛，性微温，归肺、肝经，具有解表散风、透疹、消疮的功效，用于感冒发热、头痛、咳嗽、咽喉肿痛、麻疹、痈肿、疮疥、衄血等，对流行性感冒、呕吐等也有效果。

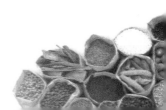

【荆芥防风粥】

材料：荆芥10克，防风12克，薄荷5克，淡豆豉8克，粳米80克，白糖20克。

做法：（1）将荆芥、防风、薄荷、淡豆豉加水煮，去渣取汁。

（2）粳米洗净煮粥，将熟时加入药汁和白糖即成。

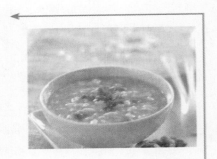

● 防风

《本草纲目》记载，防者，御也。其功疗风最要，故名。

防风性微温，味辛、甘，归膀胱、肝、脾经，具有祛风解表、胜湿止痛、止痉的功效，常用于外感风寒、头痛、目眩、项强、风寒湿痹、骨节酸痛、四肢挛急等。

【防风葱白粥】

材料：防风15克，葱白3段，粳米100克。

做法：将防风水煎20分钟，去渣取汁，加入粳米和适量清水煮粥，待粥将熟时加入葱白即可，趁热服食。

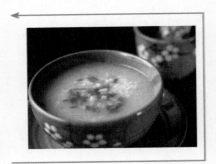

小贴士 喝完粥之后要卧床休息，并注意盖好被子以使汗能发透。

● 白芷

《本草纲目》记载，白芷性温气厚，行足阳明……三经之风热也。

白芷性温，味辛，归肺、大肠、胃经，具有祛风止痛、宣通鼻窍、燥湿止带、消肿排脓的功效，用于头痛、牙痛、鼻炎、肠风痔漏、赤白带下、痈疽疮疡、皮肤瘙痒等。

【白芷川芎炖鸡蛋】

材料：白芷12克，川芎15克，鸡蛋2个。

做法：（1）将白芷、川芎洗净，切碎；鸡蛋煮熟去壳，用针扎一些孔。

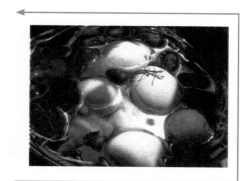

（2）把鸡蛋放入炖盅内，加适量清水，加入白芷、川芎，炖盅加盖，用小火隔水炖1小时即可。食用时去药渣，食蛋。

风热感冒

风热感冒表现为发热、微恶风寒、头痛、咽痛、口渴欲饮。治疗重在辛凉解表、祛风清热。

▶▶ 推荐中药：柴胡、薄荷、牛蒡子。

● 柴胡

《本草纲目》记载，柴胡乃引清气退热必用之药。

柴胡性微寒，味苦、辛，归肝、胆、肺经，是传统的清热中药，具有疏风退热、疏肝解郁、升举阳气的功效，用于感冒发热、寒热往来、疟疾、肝郁气滞、胸胁胀痛、月经不调等。

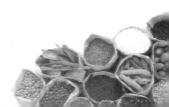

【 柴胡茶 】

材料：柴胡10克，绿茶3克。

做法：将柴胡捣碎，与绿茶一同放入杯中，用300毫升沸水冲泡，冲饮至味淡。

小贴士 此茶不仅能解热，经常饮用还能镇静、镇痛、降压。

● 薄荷

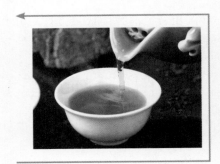

《本草纲目》记载，薄荷利咽喉、口齿诸痛。治瘰疬，疮疥，风瘙瘾疹。

薄荷性凉，味辛，归肺、肝经，具有疏散风热、清利头目、利咽、透疹解毒、疏肝解郁和止痒等功效，适用于感冒发热、头痛、咽喉肿痛、无汗、风火赤眼、风疹、皮肤发痒、疝痛等。

【 薄荷粥 】

材料：粳米150克，鲜薄荷30克或干品15克，冰糖少许。

做法：（1）将鲜薄荷加水1 000毫升，用中火煮沸后煎煮5分钟，冷却后捞出薄荷留汁。

（2）粳米煮粥，待粥将成时，加入薄荷汁及少许冰糖，煮沸即可。

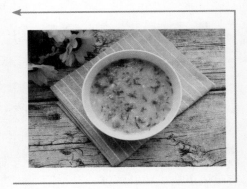

小贴士 薄荷易发汗耗气，体虚多汗者不宜食用。

● 牛蒡子

《本草经疏》记载，牛蒡子恶实，为散风除热解毒之要药。

牛蒡子味辛、苦，性寒，归肺、胃经，具有疏散风热、宣肺透疹、解毒利咽的功效，主治风热感冒初起、风热或肺热咳嗽、咳痰不畅、咽喉肿痛、斑疹不透等。

【薄荷牛蒡子粥】

材料：牛蒡子10克，薄荷6克，粳米适量。

做法：（1）将牛蒡子单煮15分钟，取出牛蒡子，留下汁水备用。

（2）将粳米加水煮粥，煮沸10分钟后放入薄荷，在粥快好时，放入牛蒡子汁水，煮5分钟即可。

小贴士 此粥特别适合小儿风热感冒食用。

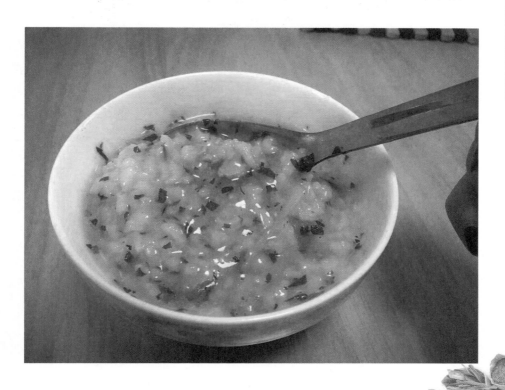

第九节　祛风除痹，关节灵活不再痛

外邪侵袭经络，气血闭阻不畅，就会引起关节、肢体等处出现酸、痛、麻、重及屈伸不利等症状，中医上称为痹病。包括风湿热、风湿性关节炎、类风湿关节炎、纤维组织炎及神经痛等。这类病可长期存在，折磨人的身体。选择一些具有祛风除痹作用的中药进行调理，对预防和治疗都有帮助。

祛风除痹的常用中药有五加皮、独活、木瓜、防己、秦艽等。

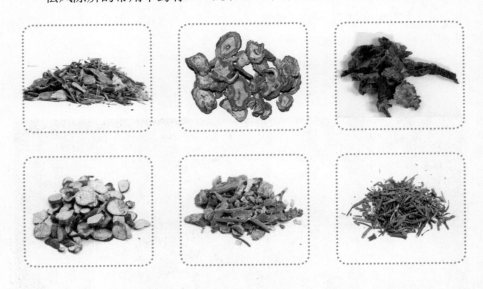

肢体酸、麻、痛

风寒湿邪侵袭人体后会造成多方面的损害，除了关节受累明显外，肢体肌肉酸、麻、痛也是很常见的，如不及时祛除风寒湿邪，会造成进一步的健康损害。

▶ 推荐中药：五加皮、独活、木瓜、防己。

● 五加皮

五加皮味辛、苦，性温，归肝、肾经，具有祛风湿、补肝肾、强筋骨、利水消肿的功效，用于风寒湿痹、腰膝疼痛、筋骨痿软、体虚赢弱、跌打损伤、骨折、水肿、脚气、阴下湿痒等。

【五加皮花茶】

材料： 五加皮10克，花茶3克。

做法： 将五加皮和花茶放入杯中，用300毫升沸水冲泡后饮用，冲饮至味淡。

小贴士 此茶具有祛风湿、强筋骨、活血化瘀等功效，经常饮用，方可见效。

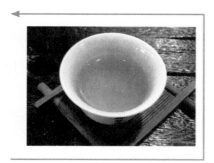

● 独活

独活味辛、苦，性微温，归肾、膀胱经，具有祛风渗湿、通痹止痛的功效，为治风湿痹痛主药，凡风寒湿邪所致之痹证，无论新久，均可用。

【当归独活酒】

材料： 独活60克，黄豆500克，当归10克，黄酒1 500毫升。

做法： （1）将独活、当归捣碎，放入干净的器皿中，用黄酒浸泡24小时。

（2）将黄豆干炒至青烟冒出，倒入黄酒中密封；冷却后，过滤去渣装瓶。每日3次，温热空腹服用，每次10～15毫升。

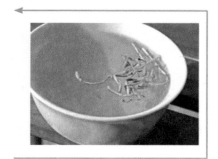

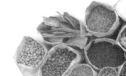

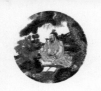
● 木瓜

《本草纲目》记载，木瓜所主霍乱吐利转筋、脚气……转筋则由湿热、寒湿之邪袭伤脾胃所致。

木瓜性温，味酸，归肝、脾经，具有舒筋活络、化湿和胃的功效，用于湿痹拘挛、腰膝关节酸重疼痛、吐泻转筋、脚气水肿，也可用于脾胃湿热所致的食欲缺乏、消化不良等。

【木瓜银耳莲子羹】

材料： 鲜木瓜半个，银耳8克，莲子20克，冰糖适量。

做法： （1）将银耳用温水泡开，去掉根蒂，撕成小朵；鲜木瓜去皮，切小块；莲子浸泡待用。

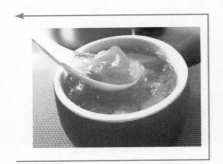

（2）在汤锅中加入适量清水烧开，将材料全部放入，大火烧开后撇去浮沫，改小火焖2小时，待材料软烂，汤汁稠浓即可。

● 防己

《名医别录》记载，防己治水肿，风肿，去膀胱热，伤寒，寒热邪气，中风，手脚挛急。

防己味苦，性寒，归膀胱、肺经，有利水消肿、祛风止痛功效，主治水肿脚气、小便不利、湿疹疮毒、风湿痹痛。一般认为，汉防己利水消肿作用较强，木防己祛风止痛作用较好。

【防己茶】

材料： 防己10克，知母10克，大枣1颗。

做法： 将上述材料放入杯中，用沸水冲泡10分钟，代茶饮。也可单用防己冲泡饮用。

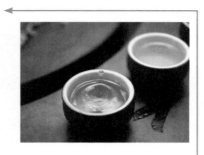

小贴士 每日1剂，有清热润燥、祛湿的作用，体弱、阴虚、胃纳不佳者慎用。

关节屈伸不利

身体遭受风寒湿热等外邪侵袭后，经脉运行受到影响，尤其是在关节处，很容易造成酸痛，迁延日久就会出现肢体拘急，甚则关节肿大，对关节活动造成严重影响。

▶ 推荐中药：秦艽。

● 秦艽

> 《本草经疏》记载，秦艽，苦能泄，辛能散，微温能通利，故主寒热邪气，寒湿风痹，肢节痛，下水，利小便。

秦艽味辛、苦，性平，归胃、肝、胆经，具有祛风湿、清湿热、止痹痛、清虚热的功效，用于风湿痹痛、筋脉拘挛、骨节酸痛、潮热、小儿疳积发热等。

【秦艽酒】

材料： 秦艽150克，黄酒1 500毫升。

做法： 将秦艽捣碎后置于容器中，加入黄酒密封浸泡7天后，过滤去渣即成。

小贴士 便稀者忌服。

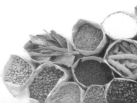

第十节　利水化湿，多余水分无处藏

　　利水化湿药能通利小便，具有排除停蓄体内水湿之邪的作用，可以解除由水湿停蓄引起的各种病证，并能防止水湿日久化饮、水气凌心等。利水化湿药主要适用于小便不利、水肿、淋证等病证。对于湿温、黄疸、湿疮等也具有治疗作用。

　　利水化湿的常用中药有虎杖、金钱草、茵陈、广藿香、厚朴、通草、车前子、薏苡仁、茯苓、泽泻等。

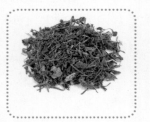
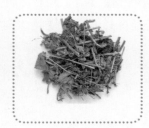
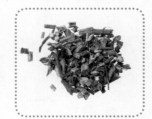

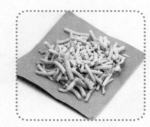
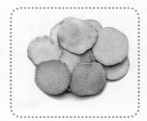

黄疸

　　黄疸是由于感受湿热疫毒等外邪，导致湿浊阻滞，脾胃肝胆功能失调，胆液不循常道，随血泛溢引起的。黄疸以目黄、身黄、尿黄为主要表现。

　　▶ 推荐中药：虎杖、金钱草、茵陈。

● 虎杖

虎杖味苦，性微寒，归肝、胆、肺经，有清热解毒、利胆退黄、祛风利湿、散瘀定痛、止咳化痰的功效，用于关节痹痛、湿热黄疸、经闭、产后瘀血不下、咳嗽痰多、水火烫伤、跌打损伤、痈肿疮毒。

【虎杖茶】

材料：虎杖15克。

做法：将虎杖研成粗末，置保温瓶中，加沸水500毫升冲泡20分钟，代茶饮用，也可加等量金钱草。

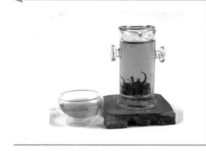

小贴士 此茶可消炎利胆，胆石症疼痛者可加郁金15克。

● 金钱草

金钱草味甘、咸，性微寒，有利湿退黄、利尿通淋、解毒消肿的功效，主治肝胆及泌尿系结石、肾炎水肿、湿热黄疸、疮毒痈肿、跌打损伤等。

【金钱草清热粥】

材料：金钱草15克，粳米50克，冰糖15克。

做法：（1）金钱草洗净，水煎取汁。

（2）粳米淘洗干净，倒入药汁，加水适量，煨煮成粥，加入冰糖即可。

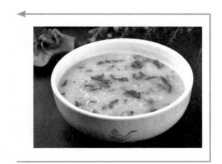

小贴士 此粥清热祛湿、利胆退黄，适用于湿热蕴积于肝胆，胆道结石、肋下常痛、厌食油腻。

● 茵陈

《神农本草经》记载，茵陈主风湿寒热邪气，热结黄疸。

茵陈味苦、辛，性微寒，归脾、胃、肝、胆经，有清热利湿、利胆退黄的功效，主治黄疸、小便不利、湿疮瘙痒等。用于湿热熏蒸引起的黄疸，可单用一味煎汤内服；也可配合大黄、栀子等。

【茵陈蜂蜜茶】

材料：茵陈10克，蜂蜜适量。

做法：将茵陈用冷开水浸泡片刻，去掉冷开水，加入蜂蜜及开水，浸泡饮服。

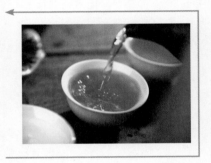

小贴士 此茶对于急性黄疸型肝炎有一定的作用。非因湿热引起的发黄忌服茵陈。

湿热型腹胀腹泻

湿热型腹胀腹泻多发于夏秋之交，多因外受湿热疫毒之气，侵及肠胃，传化失常所致，一般腹泻情况较多，表现为泻下急迫、泻而不爽、肛门灼热、烦热口渴、小便短赤等。

▶ 推荐中药：广藿香、厚朴。

● 广藿香

《本草图经》记载，藿香治脾胃吐逆，为最要之药。

广藿香性微温，味辛，入肺、脾、胃经，具有祛暑解表、化湿和胃的功效，用于夏令感冒、寒热头痛、胸脘痞闷、呕吐泄泻、妊娠呕吐、手足癣等。

【广藿香佩兰茶】

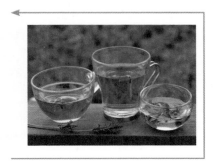

材料： 茶叶6克，广藿香、佩兰各9克。

做法： 将材料放入茶壶内，加沸水泡10分钟，代茶饮。

小贴士 此茶解暑热、止吐泻，夏季脾胃不好、容易腹泻的人可经常饮用。

● 厚朴

《本草汇言》记载，厚朴，宽中化滞，平胃气之药也。

厚朴性温，味苦、辛，入脾、胃、肺、大肠经，具有燥湿消痰、行气除满的功效，用于食积气滞、腹胀便秘、湿阻中焦、脘痞吐泻、痰壅气逆、胸满喘咳等。

【紫苏叶厚朴汤】

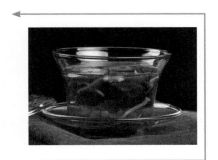

材料： 紫苏叶、厚朴各15克，生姜4片。

做法：（1）紫苏叶、厚朴分别用水清洗。

（2）煲中加水800毫升，煮沸后将所有材料放入，煲约1小时，去渣饮汤。

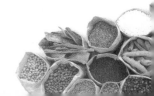

小便不利

小便不利是由肾和膀胱气化失司导致的，主要症状为排尿困难，全日总尿量明显减少，小便点滴而出，甚则闭塞不通。

▶ 推荐中药：通草、车前子。

● 通草

《日华子本草》记载，通草明目、退热、催生、下胞、下乳。

通草味甘、淡，性微寒，归肺、胃经，有清热利湿、通气下乳的功效，可用于治疗湿热之小便不利、淋沥涩痛等。本品又可通气行乳。

【通草茅竹茶】

材料：通草5克，白茅根10克，竹叶6克，花茶5克。

做法：用400毫升水煎煮通草、白茅根、竹叶10分钟，去渣取汁，用煎煮的药汁冲泡花茶，5分钟后饮用。

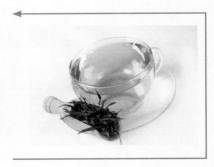

● 车前子

《神农本草经》记载，车前子主气癃、止痛，利水道小便，除湿痹。

车前子味甘，性寒，归肺、肝、肾、小肠经，具有清热利尿、渗湿止泻、明目、祛痰的功效，主治小便不利、淋浊带下、水肿胀满、暑湿泻痢、目赤障翳、痰热咳喘。

【 车前子薏苡仁粥 】

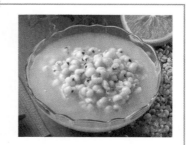

材料： 车前子12克，薏苡仁50克，白糖适量。

做法： （1）将车前子用纱布袋装好，放锅中，加水煎煮30分钟，取汁。

（2）薏苡仁洗净，用煎取的汁液煮成粥，加入适量白糖调匀即可。

小贴士 此粥清热解毒、祛湿利尿。趁温热服食，连用10日。

水肿

水肿因感受外邪、饮食失调或劳倦过度等而致。肺失宣降通调，脾失健运，肾失开合，膀胱气化失常，导致体内水液潴留，泛滥肌肤，出现头面、眼睑、四肢、腹背，甚至全身浮肿。

▶ **推荐中药：** 薏苡仁、茯苓、泽泻。

● **薏苡仁**

《本草纲目》记载，薏苡仁，阳明药也，能健脾益胃……土能胜水除湿，故泄泻水肿用之。

薏苡仁味甘、淡，性凉，有利水消肿、健脾化湿、清热排脓等功效，主治泄泻、湿痹、筋脉拘挛、屈伸不利、水肿、脚气、肺痈、肠痈、淋浊、白带等。

【 红小豆薏苡仁粥 】

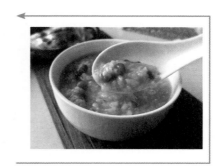

材料： 薏苡仁100克，红小豆50克，大枣10颗，白糖适量。

做法： 将薏苡仁、红小豆用温水浸泡3小时，大枣去核，一同放入锅中，加水，大火煮沸，转小火煮30分钟，加入白糖调味即可。

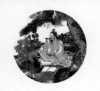

● 茯苓

《神农本草经》记载，茯苓主胸胁逆气，忧恚惊邪，恐悸，心下结痛，寒热烦满，咳逆，口焦舌干，利小便。

茯苓味甘、淡，性平，归心、肺、脾、肾经，具有利水渗湿、健脾、宁心安神的功效，其药性平和，利水而不伤正气，自古以来就是利水渗湿之要药，对于脾虚不能运化水湿、停聚化生痰饮之症有治疗作用。

【鲤鱼茯苓汤】

材料：茯苓25克，黑豆50克，鲤鱼1条。

做法：鲤鱼洗净，去腮、鳞，切块，同药材一起放入锅中，加清水，煮至鱼肉熟透即可食用。

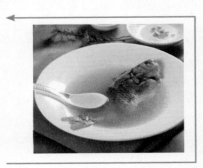

● 泽泻

《本草纲目》记载，泽泻味甘而淡，淡能渗泄，气味俱薄，所以利水而泄下。

泽泻味甘、淡，性寒，归肾、膀胱经，具有利水渗湿、泄热通淋、化浊降脂的功效，用于小便不利、水肿胀满、淋浊涩痛、痰饮眩晕、遗精、腰膝痿软等。

【泽泻茯苓鸡】

材料：母鸡1只（约1 500克），泽泻10克，茯苓15克，黄酒20毫升，红枣若干。

做法：将母鸡洗净剁成块，入沸水中焯一下，冲洗干净，放入砂锅中，泽泻、茯苓、黄酒、适量水，大火烧开，改小火炖1小时，至鸡肉熟，去泽泻、茯苓，加红枣即可。

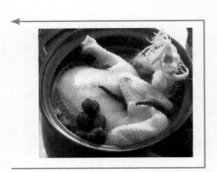

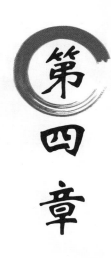

第四章

养生食疗

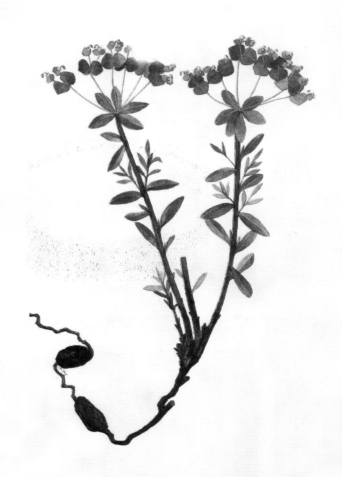

第一节　气虚食补方案

气虚者宜常食用具有补气作用的食物，性平、味甘的食物或甘温之物，以及营养丰富、容易消化的平补食物。

大米

大米性平，味甘，可补中益气。尤其是浓米汤营养丰富，补气作用显著，有"穷人的参汤"的美誉。《本草纲目拾遗》称其滋阴长力，肥五脏百窍，因此老年人、妇女产后和病后体弱者尤其适合食用大米粥。

黄芪大米粥

取黄芪、党参各15～30克，大米50克。先将两味中药加水煎煮3次，每次沸后用小火煎20分钟，合并3次药汁，加入大米煮粥食用。

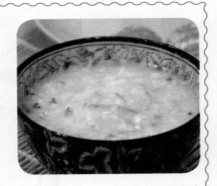

● 温馨提示

◆ 感冒发热、胸腹满胀、口干唇燥、有咯血症状者不宜服用黄芪。

◆ 痈疽初起或溃后热毒尚盛者不宜服用黄芪。

◆ 孕妇不宜长期大量服用黄芪。

◆ 阴虚体质、痰湿体质和气郁体质者不宜服用黄芪。

牛肉

牛肉性温，味甘，有补脾胃、益气血的作用。《本草纲目》认为牛肉能安中益气、养脾胃，补虚壮健、强筋骨，消水肿、除湿气。其补气作用尤为显著，古代医家就将牛肉的功效等同于中药黄芪。用牛肉炖汤，或用牛肉加红枣、南瓜等炖汤服，都能补中益气，祛除虚弱，增进健康。

南瓜牛肉汤

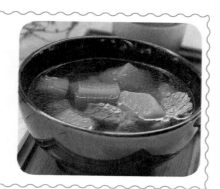

南瓜700克，牛肉500克，盐适量。水烧开，放入牛肉焯水至变色；锅里放热水倒入牛肉大火煮开改小火煲2小时；南瓜去皮、切块，放入锅中，加盐调味炖熟即可。

鸡肉

鸡肉性温，味甘，有温中、益气、补精、养血的功效，气虚、血虚、肾虚者都适宜食用。特别是老母鸡，用小火熬汤更具补益功效。用黄芪煨老母鸡食用，补气效果更好。

黄芪煨老母鸡

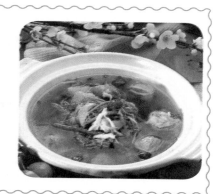

老母鸡1只，去内脏、洗净后入沸水中焯一下。黄芪30克，用纱布包好，装入鸡肚内，入锅加水及盐适量，炖至鸡肉熟烂即可。

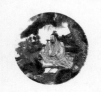

红枣

红枣性温，味甘，是常用的补气补血食物。《本草纲目》认为其补中益气、养血生津，用于治疗脾虚弱、食少便溏、气血亏虚。历代医家常将其用于气虚患者。

煨红枣

取红枣10颗，去核，加适量水一同煮，煮至枣烂即可食用。

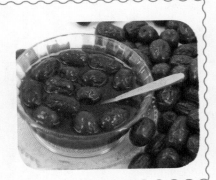

山药

山药性平，味甘。山药色白入肺，味甘归脾，液浓滋肾，故可以补肺、脾、肾气。《本草纲目》记载其益肾气，健脾胃，止泻痢，化痰涎，润皮毛。因此，中医上凡是肺气虚、脾气虚或肾气虚的方剂中都常用到山药。

山药粥

取淮山药30克或鲜山药150克，大米100克，加水适量，煮粥。

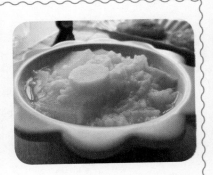

鲢鱼

鲢鱼味甘，性温。《本草纲目》谓其温中益气，有温中补气、祛除脾胃寒气的功效，为温中补气、暖胃、滋养肌肤的佳品。

鲢鱼炖豆腐

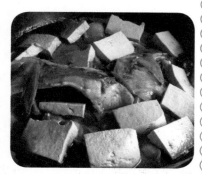

鲢鱼750克，北豆腐500克，鲜香菇3朵，油菜心30克，火腿20克，盐、料酒适量。鲢鱼宰杀，去鳞、内脏，洗净，鱼身两侧划十字刀备用；北豆腐切厚片，鲜香菇、火腿切片。炒锅注油烧热，下入鱼煎至变色，加香菇、油菜心、火腿、北豆腐及适量开水，大火烧开，改小火炖至鱼熟烂，加盐、料酒调味即可。

人参

人参性温，味甘、微苦，既是中医最常用的有力的补气中药，更是众所周知的补气食物。《本草纲目》记载，人参治男妇一切虚证。医书中记载其补五脏气不足，可见人参能大补元气，气虚者适当食用，补气效果明显。此外，党参和太子参功效也与人参相近，也适合气虚体质者食用。

人参红枣粥

人参6克，红枣（去核）5颗，与大米60克加水一同熬成粥。经常食用此粥可补中益气，尤其适合脾胃虚弱者。

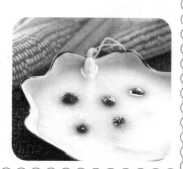

●温馨提示

◆人参食用时宜坚持小量长期的原则，方能有效。一般每日1~2克。体质虚弱较严重者可适当增加用量，但不宜超过3克。如要加大剂量，需中医师指导。

◆人参的药力强劲，不建议普通人服用。

◆高血压者不宜食用人参。

◆青少年不宜用人参滋补。

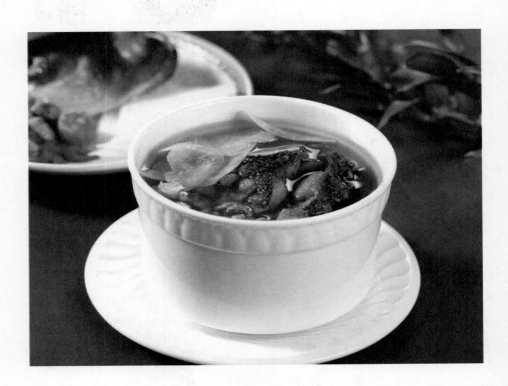

第二节　血虚食补方案

血虚主要是机体失血过多或生血不足所致。血虚者养生重在养肝、健脾、补血，宜吃具有补血作用的食物，如含铁较多的食物。多吃富含蛋白质、维生素A、铁的食物，以及补气、补肾、健脾作用的食物。气虚可导致生血不足，所以在补血的同时注意补气，方可奏效。此外，还应忌食油腻厚味之品。

羊肉

羊肉性温，味甘，既能补气，又能补血，尤其是气血不足兼有阳虚怕冷时，食之更宜。《本草纲目》记载羊肉有暖中补虚，补中益气，开胃健身，益肾气的作用。

羊肉墨鱼汤

羊肉500克，墨鱼（连骨）250克，当归30克，山药60克，红枣5颗，姜5片。羊肉洗净，切块，用开水焯一下除去膻味；墨鱼洗净，取出墨鱼骨，略打碎。当归、山药、红枣（去核）、姜洗净，羊肉、墨鱼、墨鱼骨一起放入锅内，加清水适量，大火煮沸后，小火煲2小时，加配料即可。

猪肝

猪肝是储存养料和解毒的重要器官，富含多种营养素，是预防缺铁性贫血的首选食品。每100克猪肝约含铁25毫克，而且也较易被人体吸收，是理想的补血食材，还能有效地提高人体免疫力。

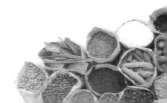

猪肝菠菜汤

猪肝300克，菠菜300克，盐、香油、姜片适量。猪肝洗净、切片；菠菜洗净、切段。将猪肝、菠菜放入锅中加适量清水，放入盐、姜片煮沸，待猪肝熟后淋入香油即可。

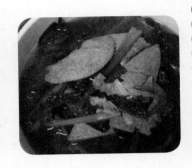

党参

一般情况下，党参有补气养血、健脾开胃、调节免疫、润肺止咳、降血压等作用。

党参枸杞红枣炖鸡

党参30克，鸡肉150克，红枣、枸杞各15克。鸡肉洗净、切块。将所有的材料都放进炖盅内，加适量清水，盖上盖放进蒸锅中，隔水炖1小时。

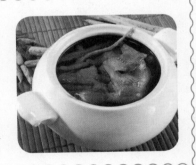

● 温馨提示

◆ 气滞、怒火盛者禁用党参。

◆ 正虚邪实证（正虚，指正气虚弱；邪实，指邪气结聚或邪气过盛）不宜单独应用党参。

◆ 实证（病邪过盛所产生的证候）、热证（机体阳气偏盛或感受热邪所致的证候）禁服党参。

黑芝麻

黑芝麻味甘，性平，有滋补肝肾、养血益精等功效。常吃一些炒熟的黑芝麻，可改善因肝血不足导致的眼睛昏花。

黑芝麻桑葚糊

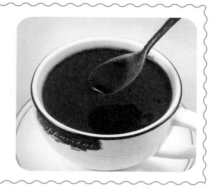

黑芝麻、桑葚各60克，大米30克，白糖10克。将黑芝麻、桑葚、大米分别洗净，捣烂。砂锅内放清水750克，煮沸后放入白糖，再将捣烂的米浆缓缓调入，煮成糊状即可。

● 温馨提示

◆ 患有慢性肠炎、便溏腹泻者忌食芝麻；根据前人经验，男子阳痿、遗精者忌食芝麻。

◆ 吃过多的芝麻会造成油脂分泌增加，引发头皮油腻，导致头发脱落。因此，芝麻比较适合的食量应是每日半小匙，不能超过一瓷勺。

阿胶

阿胶有滋阴补血之功。《本草纲目》记载其疗吐血、衄血、血淋、尿血，和血滋。阿胶对促进血液的产生有很大的作用，无论什么原因引起的血虚，均宜服食阿胶。

阿胶炖鸡

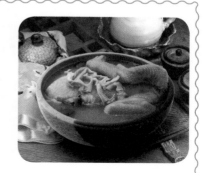

鸡肉150克，阿胶40克，桂圆肉15克，红枣30克。鸡肉去皮、洗净，切颗；桂圆肉、红枣（去核）洗净。把所有材料放入炖盅，加开水小火炖1个小时即可。

● 温馨提示

◆ 在南方地区，湿热天气流行，没有适应证的话，不适合吃阿胶进补。

◆ 凡消化不良、脾胃虚弱、感冒、咳嗽、腹泻者忌食阿胶。

◆ 容易上火的人，可以吃陈阿胶（置于阴干处放置3年以上，火气自行消尽的阿胶）。

何首乌

何首乌有补肝、益肾和养血作用。《本草纲目》记载何首乌养血益肝。血虚者头晕目眩、面色萎黄、腰膝酸软食之最宜。

何首乌蒸猪肝

何首乌20克，猪肝片250克，枸杞10克，姜片、葱段、盐、白糖、香油、生抽、米酒适量。何首乌用温开水浸泡5小时，切片；猪肝切片，略腌；枸杞洗净。将所有材料、调料拌匀略腌，入锅蒸约6分钟即可。

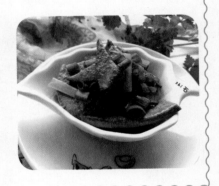

红小豆

红小豆含有多种维生素和微量元素，尤其是铁和维生素B_{12}，有很好的补血和促进血液循环功能。

红枣红豆粥

红小豆100克，大米50克，红枣10颗。红小豆、大米洗净，红枣去核、洗净，切成小颗。红小豆放入锅中加适量清水煮沸，待红小豆涨开时放入红枣颗、大米，煮至粥熟即可。

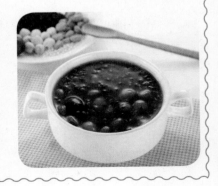

第三节　阴虚食补方案

阴虚体质养生重在滋阴降火，生津补液，镇静安神。阴虚体质者平时应多食银耳、枸杞、猪肉等具有生津养阴功效的甘凉滋润之品，多吃新鲜蔬菜、水果和富含优质蛋白质的食物，少食羊肉、韭菜、辣椒等性温燥烈之品。

牛奶

牛奶性微寒，味甘，不仅营养丰富，更具有滋阴养液、生津润燥的功效。历代医家对牛奶的滋阴作用颇多赞誉，或称牛奶"润肌止渴""润皮肤""润大肠"，或曰"滋润五脏""滋润补液"。凡体质属阴虚者，宜常食之，裨益颇多。

芝麻蜜奶

牛奶200克，黑芝麻末3勺，蜂蜜适量。将黑芝麻末放入杯中，然后倒入牛奶和蜂蜜搅拌均匀即可。

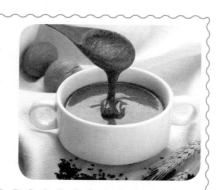

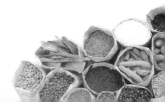

甲鱼

甲鱼性平，味甘，有滋阴凉血作用，为清补佳品。阴虚之人，食之最宜。《日用本草》称其能大补阴之不足。《随息居饮食谱》也认为甲鱼可以滋肝肾之阴，清虚劳之热。所以，甲鱼对阴虚血热或阴虚火旺、虚劳骨蒸者，更为适宜。甲鱼的背壳，又称鳖甲，也有滋阴清热作用，阴虚者食之甚宜。

山药桂圆炖甲鱼

甲鱼1只，山药30克，桂圆肉20克。将甲鱼宰杀，洗净去头、去内脏，山药洗净、切片。甲鱼放入锅中加适量清水，再放入山药、桂圆肉，一起炖熟即可。

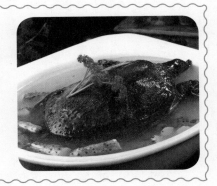

猪肉

猪肉性微寒，味甘、咸，有滋阴和润燥的作用。清代医家王孟英说：猪肉补肾液，充胃汁，滋肝阴，润肌肤，止消渴。《本草备要》亦载：猪肉，其味隽永，食之润肠胃，生精液，泽皮肤。因此，猪肉也适宜阴虚体质者食用。

猪肉小白菜粥

猪瘦肉50克，小白菜30克，大米100克，盐适量。将小白菜洗净、切丝，猪瘦肉洗净、切丁，大米淘净。锅内加入适量清水，将大米入锅。大火烧沸后，将猪瘦肉放入锅内，小火煨粥30分钟左右，放入小白菜、盐，稍煮片刻。

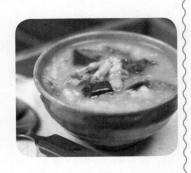

鸡蛋

鸡蛋性平，味甘，不仅能益气养血，而且无论鸡蛋清或鸡蛋黄，均有滋阴润燥的作用，凡阴虚者食之颇宜。同黄豆、豆浆一起食用，滋阴效果更好。

菠菜炒鸡蛋

菠菜350克，鸡蛋2个，葱、姜、盐适量。菠菜择洗干净、切段，鸡蛋打散，葱、姜切末，锅中油六成热后，倒入鸡蛋炒熟盛出，留余油加热，放入葱、姜炝锅，再放菠菜翻炒，倒入炒好的鸡蛋，加盐炒匀即可。

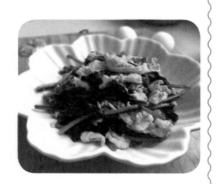

银耳

银耳性平，味甘淡，有滋阴生津、润肺养胃的作用。银耳含有多种维生素和氨基酸等营养物质，为民间常用的清补食物，尤其是对肺阴虚和胃阴虚者最为适宜。

银耳百合粥

百合30克，银耳10克，大米50克，冰糖适量。百合洗净、切碎，银耳温水泡发后切碎。百合、银耳、大米一起放入锅中加水，煮粥至熟，加冰糖调味即可。

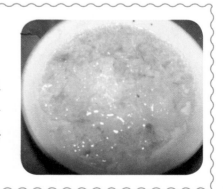

阿胶

阿胶性平，味甘，既能补血，又能滋阴。正如《本草纲目》记载，阿胶大要只是补血与液，故能清肺益阴而治诸证。

阿胶参枣汤

阿胶15克，红参10克，红枣10颗。将阿胶、红参、红枣同放在大瓷碗中，注入300毫升水，盖好盖，隔水蒸1小时即可，分2次食参饮汤。

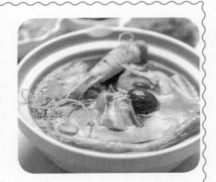

枸杞

枸杞味甘，性平，是家喻户晓的药食两宜的药材，有滋补肝肾、明目、润肺的功效。我国古代医学家很早就发现它的药用价值，从汉代起就应用于临床，并当作延年益寿的佳品。

枸杞蜂蜜茶

取1勺枸杞，洗净后放入杯中，用开水冲泡，等到水温稍凉时，再加1勺蜂蜜，搅匀后即可饮用。每日早起、睡前各饮1杯。

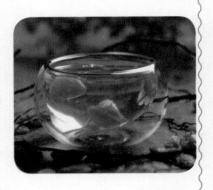

第四节　阳虚食补方案

阳气是人生命的根本，阳虚体质者养生首要的就是扶阳固本，防寒保暖；宜吃性属温热，具有温阳散寒作用的食物，如牛肉、羊肉等；宜温补，多食热量较高而富有营养的食物；少食梨、西瓜、荸荠等生冷寒凉食物，少饮绿茶。

干姜

干姜味辛，性热。《本草纲目》记载，干姜有阳生阴长之意……有阴无阳者，亦宜用之。有温中回阳、温暖脾阳的功效。

干姜羊肉汤

羊肉150克，干姜30克，盐、葱末、花椒粉适量。羊肉切块，与干姜共炖至肉烂，调入盐、葱末、花椒粉即可。

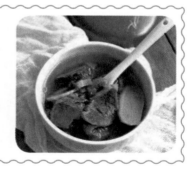

韭菜

韭菜又称壮阳草，味辛、甘，性温，入肝、胃、肾经；具有补肾，温中，散瘀，解毒等功效。适合阳虚肾冷、腰膝冷痛者。

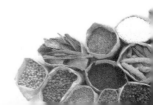

韭菜炒羊肝

韭菜150克，羊肝120克，姜丝、黄酒、盐适量。韭菜洗净，切成3厘米长的段；羊肝洗净，切成薄片。锅加热下油，烧至八成热后，先下姜丝爆香，再下羊肝片和黄酒炒匀，最后放韭菜和盐，急炒至熟。

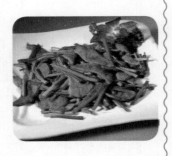

● 温馨提示

◆ 韭菜宜与豆芽同吃，可加速脂肪代谢，特别适合便秘和肥胖症患者食用。

◆ 韭菜宜与鸡蛋一同炒食，因为增加了优质蛋白质，补益作用明显，适合胃病和肾病患者食用。

◆ 有腹泻和消化不良的人不宜食用韭菜。

◆ 隔夜煮熟的韭菜不宜食用，以免亚硝酸盐中毒。

胡椒

李时珍称胡椒为纯阳之物，暖肠胃。胡椒散寒力强而温阳力逊，但阳虚之人寒邪易犯，因此也宜食。

胡椒牛腩煲

胡椒粒20克，牛腩500克，盐、酱油适量。牛腩洗净，切大块；胡椒粒洗净；牛腩、胡椒粒放入砂锅，加盐、酱油，倒入适量开水煮沸，改小火慢煲约50分钟，待收汁，肉熟透入味即可。

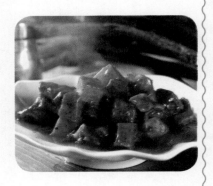

羊肉

羊肉味甘，性温。《本草纲目》载其暖中补虚，益肾气，有温中暖下、益气补虚的功效。

枸杞炖羊肉

羊肉500克，枸杞10克，料酒、盐、葱段、姜片适量。羊肉整块入开水锅内煮透，放在冷水中洗净血沫，切成小块。锅置火上，放油烧热，下羊肉与姜片煸炒，烹入料酒后再煸炒，炒透后将羊肉同姜片一起倒入大砂锅内，放入枸杞、羊肉汤、盐、葱段烧开，撇去浮沫，加盖，用小火炖至羊肉熟烂即可。

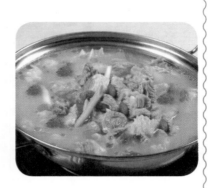

人参

人参性温，味甘、微苦，除有大补气血的作用外，也兼有温阳补气的功效。

人参鸡汤

童子鸡1只，人参1根，红枣2颗，大蒜3瓣，姜1小块，糯米、芝麻各15克，葱白、盐适量。将除盐以外的所有材料洗净装入洗净的童子鸡肚内，拿线绳捆起来放入锅内，加水浸没。大火煮沸，撇去浮沫，煮至熟烂，撇盐调味即可。

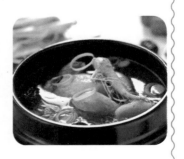

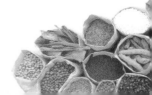

海马

海马味甘，性温。《本草纲目》记载，海马暖水藏，壮阳，有补肾壮阳的功效，肾阳虚者食之最宜。

海马童子鸡

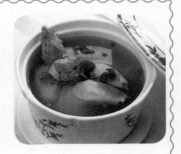

海马10克，童子鸡1只（约500克），虾仁12克，葱段、山楂、枸杞、姜末、盐、料酒适量。将海马、虾仁摆在童子鸡身上，加葱段、山楂、枸杞、姜末、盐、料酒和适量清水，上笼蒸熟。将蒸熟的鸡取出，原汤加盐、料酒烧沸，浇在鸡身上即可。

桂皮

桂皮味甘、辛，性大热，有补元阳、暖脾胃、通血脉、散寒气的功用。李时珍认为：肉桂下行，益火之原。不仅能补阳气，又能散寒邪，故凡阳虚怕冷、四肢不温、腰膝冷痛者，最宜食用。

桂皮鸡肝

鸡肝2副，桂皮5克，料酒、芝麻、盐少许。桂皮用清水泡后洗净，鸡肝洗净、切成片。将桂皮、鸡肝一起放入炖盅内，放入盐和料酒，将炖盅置开水锅中，盖上锅盖，隔水炖20分钟左右，至熟去掉桂皮，撒芝麻即可。

第五节　心虚食补方案

心为君主之官、为五脏之主，主血脉而藏神。心虚证常与气虚、阳虚、阴虚、血虚证等共存。因此，心虚体质的人，宜常食用具有补阴、补阳、补气、补血作用的食物，如桂圆、百合、莲子、银耳、红枣、猪心等。

桂圆

桂圆甘温滋补，入心、脾两经，功善补益心脾，而且甜美可口，不滋腻，不壅气，实为补心健脾之佳品。尤其适宜心血不足型心悸之人，对于劳心之人，耗伤心脾气血，更为有效。可用桂圆肉泡茶常饮，或煮桂圆粥食用。

桂圆银耳粥

桂圆15克，银耳3朵，莲子15克，红枣5颗，大米100克。银耳泡发洗净，切成小块；桂圆去壳、取肉；莲子、红枣、大米洗净。将以上材料放入锅内，滚沸后，调至小火，煨粥30分钟。

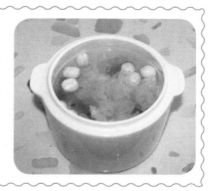

● 温馨提示

◆ 感冒、发热、咳嗽有痰等体内有痰湿及热病患者不宜食用桂圆或喝桂圆茶。

◆ 怀孕的女性尤其不能吃桂圆。这是因为孕妇受孕后，大多会出现阴虚血虚的症状，容易生内热，表现出大便干燥、小便黄、口干等症状，这时吃桂圆非但起不到补益作用，反而增加内热，可能引发见红、腹痛、腹胀等流产先兆症状。

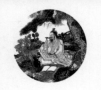

百合

百合具有清心安神的功效，用于热病余热未清，虚烦惊悸，失眠多梦等；食疗上选择鲜百合更好。用鲜百合50～60克，或干百合30克，煎水后加入适量冰糖，适宜心气不足型或阴虚火旺型心悸，包括体质虚弱、妇女更年期导致心悸之人服食。

百合红枣粥

糯米30克，红枣15克，干百合9克，白糖20克。先将干百合用开水浸泡，以去除一部分苦味；糯米淘洗，和干百合、红枣一起用小火缓熬成粥，加白糖适量即可。

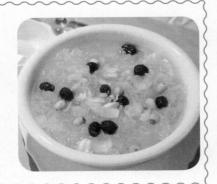

莲子

莲子有养心安神的功效。中老年人特别是脑力劳动者经常食用，可以健脑，增强记忆力，提高工作效率，并能预防阿尔茨海默病的发生。可将莲子磨粉，每晚取莲子粉20克，桂圆肉15克，同大米50～100克煮成稀粥，加入冰糖适量，临睡前服食一小碗。

莲子芡实荷叶粥

莲子30克，芡实30克，糯米60克，荷叶50克，白糖10克，盐、葱末适量。将莲子、芡实、糯米洗净，荷叶洗净分卷扎成三四小卷。把除白糖、盐、葱末以外的全部材料放入锅内，加清水适量，大火煮沸后，小火煮

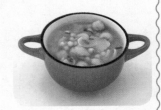

至粥成，去荷叶，加白糖调甜粥或加盐和葱末调咸粥均可。

银耳

银耳能滋补健脑、益肺强心，是心气不足型心悸和心血不足型心悸者理想的食疗品。与红枣、莲子等一同炖服，最宜神经衰弱、心悸者早晚空腹食用。

黑白木耳炖猪心

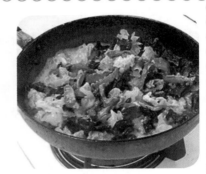

木耳、银耳各12克，猪心1个，柏子仁20克，红枣30克，盐3克。猪心剖开，切去筋膜，用水洗净，放入洗净的柏子仁，再合起，用线捆扎好；木耳、银耳分别用水浸透发开，洗净；红枣用清水洗净，去核。将除盐以外的全部材料放入炖盅内。加入开水，盖上盖子，放锅内，隔水炖4小时，加入盐调味即可。

红枣

红枣含有造血不可缺少的铁和磷，是一种天然的补血食物。对各种贫血、体弱、产后虚弱、手术之后气血不足所致的心悸者最为适宜。

首乌丹参煲红枣

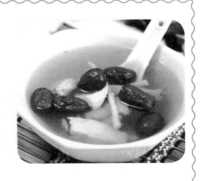

猪腿肉200克，红枣100克，何首乌40克，丹参20克，盐少许。何首乌、丹参切片，红枣去核，猪腿肉切小块。煲中水滚后放入除盐以外的全部材料，用中火煲2小时，加盐调味即可。

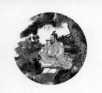

猪心

常食猪心有养心、安神、镇惊功效，可治心悸怔忡。用猪心1个，切后同姜、葱、盐适量煮食，适宜心血不足、心气虚弱而心悸者服食。

人参桂圆炖猪心

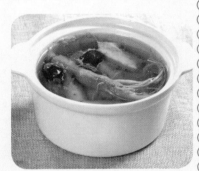

猪心1个，鲜人参15克，桂圆30克，红枣2颗，姜片、盐适量。猪心剖开，除去膜及油，然后用刀切成块，用水冲净血污；鲜人参稍用水浸泡去异味；桂圆剥去外壳，用水洗净。将猪心、鲜人参、桂圆肉、红枣及姜片放入炖盅内，加入鸡汤，大火烧开；撇去浮沫，盖好盖，用小火炖2小时左右，加盐调味即可。

麦冬

麦冬可清心除烦，对口干燥渴、咽喉肿痛、冠心病等有辅助食疗效果。《本草汇言》记载，麦冬清心润肺之药也。主心气不足，惊悸怔忡，健忘恍惚，精神失守或肺热肺燥。

麦冬小麦粥

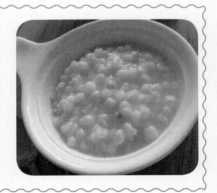

淮山药片30克，小麦30克，麦冬15克，大米30克。将淮山药片、小麦、麦冬、大米洗净，放入砂锅内，加清水适量，大火煮沸后，小火煮至小麦熟烂即可。

第六节　肝虚食补方案

肝虚多由气郁化火，肝病及温热病后期耗伤肝阴，或肾阴不足所致。养生以滋阴养肝为主，多吃富含维生素A的食物。饮食上要荤素搭配，以植物性食物或清淡饮食为主，动物性食物为辅，多吃水果、蔬菜。

羊肝

羊肝性凉，味甘、苦，有养血、补肝、明目的功效，特别适合儿童、青少年近视者。猪肝、牛肝、鸡肝功效相似。

羊肝粥

羊肝、大米各100克，葱末、姜片、花椒、盐适量。羊肝洗净，切小颗，与大米同放锅中，加清水适量，煮为稀粥，待熟时调入葱末、姜片、花椒、盐，再煮一二沸即成。适用于肝血不足所致的头目眩晕、视力下降、眼目干涩及各种贫血等。

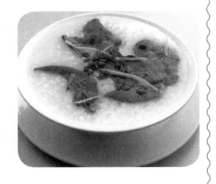

●温馨提示

◆夜盲症（雀目），眼干燥症，青盲翳障，小儿疳眼，目暗昏花，或热病后弱视者宜食羊肝；血虚患者，面色萎黄，妇人产后贫血，肺结核，小儿衰弱以及维生素A缺乏症者宜食羊肝。

◆高脂血症患者忌食，因为羊肝含胆固醇高。

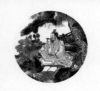

胡萝卜

胡萝卜味甘，性平，有健脾和胃、补肝明目等功效。胡萝卜富含胡萝卜素，胡萝卜素在人体内可转化为维生素A，有补肝明目的作用，可改善夜盲症。

胡萝卜香菜粥

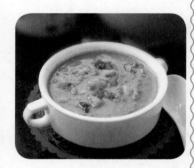

糯米100克，胡萝卜100克，香菜10克，盐适量。胡萝卜去皮、切细丝，香菜洗净、剁成细末，糯米洗净用冷水浸泡3小时，捞出沥干。锅中加入适量冷水，放入糯米，大火烧沸，搅拌几下，加入胡萝卜丝，改小火煮成粥；加入盐、香菜末，搅拌均匀，再稍煮片刻即可。

枸杞

枸杞有滋补肝肾、益精明目的功效，还可增强免疫力，并有保肝及抗脂肪肝的作用，适合体质虚弱、抵抗力差者长期食用。夜盲、视力衰退者可以常用枸杞和菊花各6克，一同泡水喝。

黑豆山楂枸杞粥

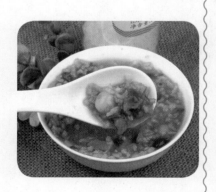

黑豆50克，山楂100克，枸杞20克，红糖20克。山楂切碎、去核，与黑豆、枸杞同入砂锅，加足量水，浸泡1小时至黑豆泡透，用大火煮沸，改小火煮1小时，待黑豆酥烂，加红糖拌匀即可。适宜于肝肾阴虚型高血压、脂肪肝等患者食用。

黄豆

黄豆味甘，性平，健脾宽中，益气和中，生津润燥，清热解毒。黄豆中的磷脂可除掉附在血管壁上的胆固醇，维持血管壁的弹性并可防止肝脏内积存过多的脂肪，可补虚养肝。

丹参黄豆汤

丹参10克，黄豆50克，蜂蜜适量。将丹参洗净，黄豆洗净用凉水浸泡1小时，捞出，将丹参和黄豆放入砂锅内加水适量煲汤，至黄豆烂，拣出丹参，加蜂蜜调味即可。

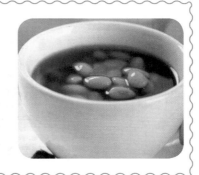

决明子

决明子有清肝、明目的作用，为中医眼疾要药。《神农本草经》中早就指出，决明子治青盲，久服益精轻身。古代治疗夜盲症的方药中也经常用到决明子。因此，肝虚夜盲者宜常食用。

海带决明汤

干海带20克，决明子10克。将干海带洗净，浸泡2小时，连汤放入砂锅内，再加入决明子，煎1小时。饮汤，吃海带。

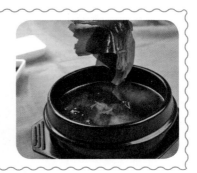

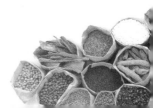

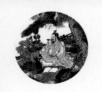

图解《本草纲目》养生小常识

第七节　脾虚食补方案

脾胃是人体纳运食物及化生气血最重要的脏腑。对脾胃虚弱的人来说，首先要解决脾胃的消化和吸收问题，可选择一些具有健脾益气作用的食物，如薏苡仁、芡实、莲子、糯米、牛肉等，同时要注意少食多餐，忌食辛辣、生冷、坚硬难化之物。

白扁豆

白扁豆性微温，味甘，能补脾胃虚弱。《本草纲目》记载，白扁豆其性温平，得乎中和，脾之谷也。止泄泻，暖脾胃。白扁豆可以炒熟吃，也可以煮粥吃，都有很好的健补脾胃作用。

白扁豆粥

炒白扁豆60克，大米100克，红糖适量。先将白扁豆用温水浸泡一夜，再与大米、红糖同煮为粥。可作为夏秋季的早晚餐食用。

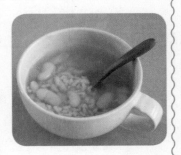

●温馨提示

◆体内气虚生寒，脏腑被寒气所困，表现为腹胀、腹痛、面色发青、手脚冰凉的人不宜吃白扁豆。

◆怕冷、身体打战、关节酸痛、咳嗽声音嘶哑的人不宜吃白扁豆，患疟疾的人也不宜吃白扁豆。

牛肉

牛肉有补脾胃、益气血的食疗作用。凡久病脾虚、中气下陷、气短乏力、大便泄泻、脾虚浮肿者，可以用牛肉炖汤喝，也可以用牛肉末与大米一起煮粥吃，都有助于改善脾胃虚弱。

健脾牛肉汤

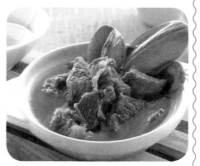

牛肉200克，小白菜300克，西红柿2个，土豆2个，胡萝卜1根，淀粉5克，姜5片，酱油、盐适量。牛肉洗净、切薄片，用上述调味料腌制；小白菜切约3厘米长的段；每个西红柿切4瓣；土豆去皮、切薄片；胡萝卜去皮、切小滚刀块。锅烧热不放油，煸炒西红柿至软烂；往锅内加适量水，放入小白菜、土豆、胡萝卜、姜片，煮15分钟，再加入腌好的牛肉，煮至牛肉变色，下盐调味即可。

芡实

芡实性平，味甘、涩，入脾、肾经，有补脾益气、固肾涩精的食疗作用，尤其是脾虚而大便泄泻，或女性脾虚带下者食之最宜。

芡实白果小肚汤

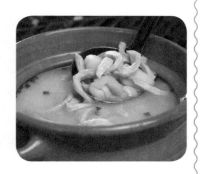

芡实100克，猪小肚300克，陈皮5克，白果20克，葱花、盐适量。猪小肚翻转用盐搓擦，用清水洗净，去异味；白果去壳，浸去外层薄膜，洗净；芡实、陈皮用水浸透洗净。将除葱花、盐以外的全部材料放入煲滚的水中，用中火煲3小时，加葱花、盐调味即可。

薏苡仁

薏苡仁又叫薏米，有补脾健胃的作用。《本草纲目》谓薏苡仁健脾益胃，补肺清热、祛风胜湿。《本草经疏》有味甘能入脾补脾的记载。脾虚者宜用薏苡仁同大米煮粥服食，相得益彰。

山药薏苡仁粥

山药50克，薏苡仁15克，大米100克，煮粥食用。此粥能补气健脾胃、止泻，适用于脾胃虚弱所致食欲减退、脘腹胀满、大便溏泄。

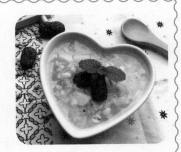

牛肚、羊肚

牛肚、羊肚都能补虚养脾胃，适合病后体虚、脾胃虚弱、消化不良的人食用。可把牛肚或羊肚与薏苡仁一起煮粥吃，或和适量橘皮、姜煮汤服食。

牛肚薏苡仁汤

牛肚500克，薏苡仁150克，盐适量。将牛肚用沸水洗过，刮去黑膜，洗净；薏苡仁洗净。汤锅置大火上，加入适量水，放入牛肚，煮沸后用小火炖至牛肚软糯，加入薏苡仁，再煮半小时；将牛肚捞出切成条，再放回汤锅中，加盐调味即成。适用于因过食生冷食物或茶水而致口淡乏味、食欲减退等症状的辅助食疗。

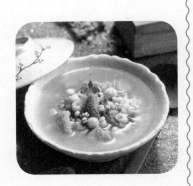

糯米

糯米性温，味甘，有补脾益气的食疗作用，脾虚者宜煮粥服食。《本草纲目》记载，糯米脾肺虚寒者宜之。孙思邈说：糯米，脾病宜食，益气止泄，所谓脾病，就是指脾虚的意思。

鲫鱼糯米粥

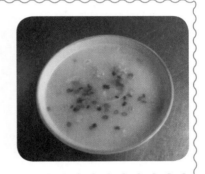

糯米50克，鲫鱼1条，葱花少许。用纱布袋将鲫鱼装好，糯米下锅煮开后放入布袋，煲至粥熟，加葱花即可。适用于脾虚食欲减退、日渐消瘦，肌肉乏力。

党参

党参性平，味甘，无毒，有补脾胃、益气血的作用。《本草正义》指出，党参力能补脾养胃……健脾运而不燥，滋胃阴而不湿。

党参黄芪炖鸡

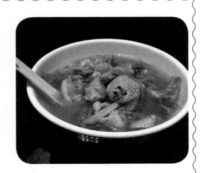

母鸡1只，党参50克，黄芪50克，红枣10颗，料酒、盐、姜片适量。将母鸡下沸水锅中焯去血水、洗净；红枣洗净、去核；党参、黄芪用清水洗净、切段。将母鸡放入炖盅内，加适量水，放入党参、黄芪、红枣、料酒、盐、姜片，放入笼内蒸至鸡肉熟烂入味，取出即可。此汤有健脾开胃、补气益血的食疗功效。

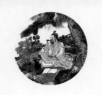

第八节　肾虚食补方案

肾虚者食补养生应根据自身情况，食用具有补肾壮腰、强筋健骨作用的食物。偏于肾阳虚者，宜食具有温补肾阳作用的食物；偏肾阴虚者，应当进食一些滋补肾阴的食物；肾虚兼有遗泄之症者，应进食一些补肾填精的食物。肾虚者忌食生冷大凉辛辣的食物。出现肾虚浮肿时，忌过咸饮食。

海马

海马是一种名贵中药，有补肾、温内的功效，可治阳痿、白带过多。《本草纲目》记载海马暖水藏，壮阳。《本草新编》记载海马入肾经命门，专善兴阳，用于肾虚阳痿、遗尿、虚喘等病证的辅助食疗，适合肾阳不足者食用。

红枣海马炖羊肉

羊肉250克，红枣20克，海马10克，姜片、盐适量。羊肉洗净、切块，放入开水中煮3分钟，去除膻味；红枣、海马洗净。羊肉块、红枣、海马、姜片一同放入炖锅，大火煮开，改小火炖3小时，加盐调味即可。

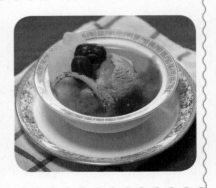

枸杞

枸杞具有补肾养肝、益精明目、壮筋骨、除腰痛、久服能益寿延年等食疗功用。《本草纲目》记载枸杞补精气诸不足，可用于肾阳不足所致的腰膝酸软、遗精，尤其是中老年肾虚者更适合食用。

枸杞煮蛋

枸杞30克，鸡蛋1个，一同放入清水锅中煮，蛋熟后取出去壳再煮片刻，饮汤食蛋。

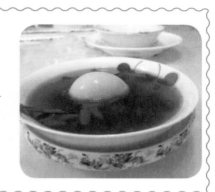

山药

山药性平，味甘，有健脾、补肺、固肾、益精的食疗功效。《本草纲目》认为，山药有益肾气、健脾胃、止泻痢、化痰涎、润皮毛五大功用，无论是阴虚火旺还是肾气不固而遗精早泄者，均宜常食多食。

山药枸杞炖牛肉

牛肉（后腿）250克，山药10克，枸杞20克，桂圆肉6克，盐、葱段、姜片、料酒适量。将山药、枸杞、桂圆肉洗净，放入炖盅内。牛肉在开水锅中氽烫3分钟，捞起洗净、切厚片，下油锅爆炒，烹入料酒，炒匀后放进炖盅内，放入葱段、姜片，加适量开水、盐，隔水炖2小时即可。

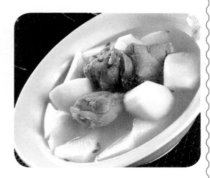

核桃仁

核桃仁能补肾固精，为滋补强壮食物，仁能润养，皮能敛涩，故肾虚遗精者宜食之。

补肾核桃粥

大米30克，核桃仁30克，莲子15克，山药15克，巴戟天10克，锁阳10克，红糖适量。将核桃仁捣碎，大米淘净，莲子去心，山药洗净去皮、切小块，巴戟天和锁阳用纱布包好备用。在砂锅中加适量清水，放入除红糖以外的全部材料煮粥，粥熟加红糖调味即可。

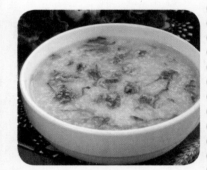

芡实

芡实性平，味甘、涩，有固肾涩精、补脾止泻的辅助食疗效果。《本草纲目》认为，芡实益肾，治遗精。芡实不仅益精，而且能涩精补肾，与山药一同食用，增强效果。

熟地黄芪芡实羹

芡实100克，熟地黄、黄芪、蜂乳各20克。将熟地黄、黄芪切片，用冷水浸泡30分钟，入锅，加水适量，用小火煎煮1小时取浓汁。芡实研成细粉，与熟地黄、黄芪煎汁同入锅中，边加边搅拌成羹，离火后调入蜂乳即可。